U0010386

讓你的心臟
保持健康

心血管疾病的你簡單改變就能快樂生活

Keeping Your Heart Healthy

林文醫師（Dr. Boon Lim） 著

鄭雅云 譯

林謂文醫師 審訂

晨星出版

目　錄
CONTENTS

獻給總是為弱勢者撐腰的我的父親，Lim Sing,
我謹遵您的教悔

*To my father, Lim Sing, always rooting
for the underdog. I remember your lessons.*

前言

身為倫敦帝國學院和倫敦最大的心臟專科單位——哈默史密斯醫院（Hammersmith Hospital）的心臟科顧問醫師，我和病人與同事花了很多時間，尋找能增進人們心臟健康的方法。這些年來，我很榮幸能幫助成千上萬人走過病程，恢復健康。我發明了最新的方法來治療心律不整和暈厥。在我的職業生涯中，我曾開過藥物、替人植入心臟節律器（pacemaker）和去顫器，並做微創手術來拯救人們的生命，但對我來說，最令人滿足的互動是病人改變了生活型態，伴隨改變生命的結果。

我的病人中，曾有人罹患高血壓（elevated blood pressure），在採用有效的壓力應對技巧後，在六個月內就停止服用高血壓藥。也曾有病人有頻繁且使人衰弱的心律不整，透過改變飲食與運動減重、治療睡眠呼吸中止症（一種會重複的停止呼吸又開始呼吸的睡眠疾病）和移除心律不整的誘因，就完全消除了他們的症狀。我也曾見過病人因心碎症候群（broken-heart syndrome）造成嚴重急性心衰竭，在處理完他們生活裡的急性壓力來源後，在三個月內完全復原，並對此感到驚奇。還有病人透過改變飲食和運動逆轉了

第二型糖尿病。來找我治療的病人主述心悸、疲勞、皮膚紅疹、腸躁症狀或多汗的症狀,透過改變生活型態,以及轉換成更正向的思維模式,他們的症狀都消失了。下定決心要做生活型態改變的人,他們改善健康的能力,絕對不是奇蹟。

所以我寫了這本書作為指引,讓你知道你也有掌控心臟健康的方式。你將會學到心臟如何運作,是什麼讓它掙扎,以及運作順利需要什麼。本書一開始會解釋心臟會發生哪些問題,以及特定治療方式如何修復。接著講你能在生活型態上做哪些改變,來幫助維持你的心臟健康,並給予可能需要的醫療處置。綜合以上,這些將能給你相關知識,讓你預防心血管問題惡化到威脅生命。舉例來說,許多人得知日常沉溺於含糖食物會導致心臟風險時,感到很震驚。我將會帶你看看為何如此,並擬定一些非常有效的計畫來對付糖癮。

你或親友也能搭配與全科醫師(GP)或心臟科專家(心臟專科醫師)的討論,一同閱讀這本書。它能幫你解釋你可能會聽到的專有名詞,而且在你討論治療方案時,幫助你思考要問的問題。假如你認為你可能有嚴重的心臟疾病,我強烈建議你去尋找醫師,此書不能取代專業的醫療建議。我並沒有提供特定疾病所需的、關於特定用藥推薦或手術的建議,而是主要關注在改變生活型態後,預防效果最好的心臟疾病。我沒有討論先天性疾病、心臟瓣膜疾病、心臟腫

瘤、心臟感染或心臟衰竭。針對這些,你的專業醫師團隊將會是最適合你的指引者。

　　作為一位研究人員和臨床人員,我將心臟健康的其中兩個領域作為我的特殊專長——暈厥(低血壓造成的暈倒或失去意識的醫療辭彙)和心律不整(也就是心臟因為某些原因沒有以規律模式跳動)。 在一生階段中,每兩人就有一人會經歷暈厥,這是心臟疾病中最常見的。當人們在日常中經歷它時,會感到很害怕。但我們將會看到,透過生活型態改變,它也滿容易控制的。心臟心律不整比較少見,但它會讓心臟隨著時間衰弱。這就是為什麼我要花這麼多時間研究它的起因,並找出治療它的最好方法。

　　這本書將探索心臟完全停止運作的許多其他方式。的確,你買這本書的原因可能是被告知罹患高血壓或高膽固醇,或是因為你已知自己或親人有很高的心臟病發作或中風風險。不管你對什麼疾病有興趣,我建議每位讀者花點時間了解心臟是如何運作,以及它如何被生活型態的選擇所影響。有時候,在營養或運動方面做一點小改變,會有顛覆性的改變。這是因為心臟是個複雜的器官,只要能做點事讓它運作更輕鬆,就能改善它運作的方式。

　　也有新的證據顯示心臟和大腦間有明顯的關聯,這也是本書隨後探討的。這很有道理,因為心臟不只是將血液推送

到身體循環系統的幫浦，也如變電站一般，有滿滿的神經持續協調心跳速率以配合身體活動量。而且控制心臟的神經會與導向腸胃的神經交織在一起。這也難怪「令人反胃」的情緒會誘發心悸，或有時胃部能感受到心臟病發作。我相信在未來幾年，隨著對心腦連結有更多了解，這將會對心臟健康有重要的正面影響。且我們已經可以看到，我們思維模式的改變，也能讓心臟有相當不同健康程度。

我們習慣用暗喻的方式討論心臟的工作成果。我們說，心讓我們有能力表達愛、感謝和同情。當我們利用這些情緒來啟發自己的想法和行動，做出正向的改變時，這對我們自己和其他人的身體安適感（well-being）有很大的好處。

透過照顧你的心臟，並對你的心臟健康負起責任，你就能在數種心臟疾病中幫自己找到意義深遠的恢復之路，並預防未來的問題。我希望這本書將會幫助你和你的親友，踏出這段旅程中的第一步。

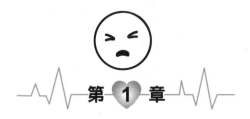

第 1 章
你的心臟是如何運作的

用最簡單的方式來說，心臟在體內的角色是提供一個永遠不會壞的幫浦。心臟的運作方式有點複雜，不只需要強壯且精密設計的肌肉，還需要神經網絡連接心臟與大腦、腸胃和身體其他部位，好讓血液能在無意識思考下持續循環。

所以讓我們從這件事的核「心」開始——從心臟作為幫浦和節律器的雙重角色來看——以及在不經思考的情形下，你的部分神經系統如何影響它。

你的心臟是一台精密定調的幫浦

心臟作為一台幫浦，其構造令人欽佩。我們的體內大約有5公升（9品脫）的血液在循環。平均來說，人類的心臟一天會跳10萬次，一輩子累積起來約是30億次。心臟每跳一下，體內部分的血液會被擠到肺裡去攜帶氧氣，然後從那裡一路沿著血管分送氧氣給器官和組織，回到心臟達成一個循環。

心臟如今看來顯然是一台幫浦，但以前並非如此，直到1600年代，一位英國醫生威廉‧哈維做了一系列的實驗，人們甚至才理解到血液會循環——它「會動，而且以循環方式動作」[1]——從心臟輸出到動脈，再從靜脈回流到心臟。基本上，心臟透過肌肉收縮和擴張的舞蹈編排，每一次都計算好時機，以確保打出的血液量可被處理，並被推送至下一個目的地，其中一個循環是從心臟到肺臟，而另一個循環則是從心臟到全身。

人的心臟肌肉有四個主要的腔室負責上述事項，右心室和左心室一起形成實際的心臟幫浦機制，而右心房和左心房則一起作為心臟的「蓄水池」——也就是心臟接收回流血以便輸出的地方。血液從心臟右側輸送到肺，接著再從心臟左側流至全身。

回流和輸送的舞蹈編排更複雜，包含有單向的管路和閘門系統。現在，讓我們跟著血液的旅程，一開始是從大腦灰質或是你腳尖的皮膚等一些器官回流。

你的器官和組織被微血管包圍，微血管是體內最細小的

1　William Harvey, De Motu Cordis (1628), in full: Exercitatio Anatomica de Motu Cordis et Sanguinis in Animalibus, trans. As *The Circulation of the Blood and Other Writings* by Kenneth J. Franklin, 3rd edn (London: J. M. Dent, 1968)

血管，如後面「心臟及循環系統」圖片所示。當你的組織吸收微血管中血液的氧氣，並以二氧化碳交換後，血液就會流向附近的靜脈，它會將血液帶回與心臟右側相連的兩條主要管狀靜脈，接著直接導入你的**右心房（right atrium）**，也就是接收從身體回流血液的腔室。

當右心房的肌肉壁收縮時，它會擠出血液通過三尖瓣，通向**右心室（right ventricle）**的門戶，而右心室是將血液供給肺臟的輸送腔室，正如其名，三尖瓣有三個尖瓣（cusp）

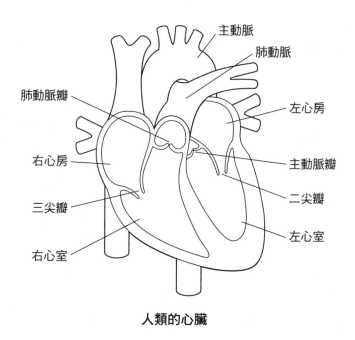

人類的心臟

或是小葉（leaflet），這些遮蓋會在壓力足夠時被推開，但又會立即關上，防止血液倒流進右心房。

　　一旦血液進到右心室裡，右心室馬上又會收縮，將血液推通過肺動脈瓣進到**肺動脈（pulmonary artery）**，也就是通往肺臟的方向。

　　血液會在肺裡通過一系列的微血管，也就是體內最小的血管。這些特定的微血管包覆在**肺泡（alveoli）**的周圍形成網狀，而肺泡是一種讓氣體有效交換的極小氣囊。當血液流過這些微血管時，氧氣會從肺泡擴散至血液裡，同時二氧化碳會從血液中擴散至肺泡裡，一般典型的人類肺臟約有300萬顆肺泡，用來交換氣體的表面積約70平方公尺（753平方英尺）——把它攤平的話，面積相當於六個停車格（按：此指的是英國標準尺寸的停車格，約為11.52平方公尺）。

　　血液從肺攜帶出氧氣後，會經由肺靜脈回到心臟的左側，抵達**左心房（left atrium）**，另一個回流的腔室，接著左心房的肌肉收縮，將血液擠通過二尖瓣進入**左心室（left ventricle）**，心臟最強壯的輸送腔室，最後左心室收縮，將血液噴射穿過主動脈瓣，進入**主動脈（aorta）**，這條大管狀血管會將充氧血從心臟帶至全身。

　　接著血液沿著全身總長100,000公里（62,000英里）血管的其中一部分，前往你的器官和其他組織，這個血管網絡

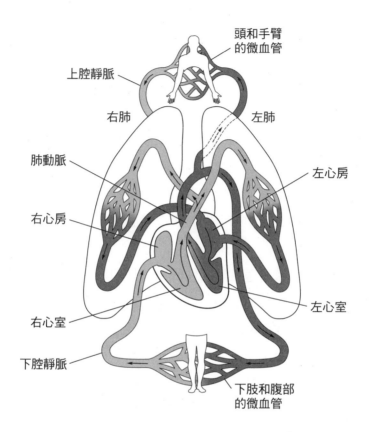

頭和手臂
的微血管

上腔靜脈

右肺　　　　　　　　左肺

肺動脈　　　　　　　　　　左心房

右心房

左心室

右心室

下腔靜脈

下肢和腹部
的微血管

心臟及循環系統

可以繞地球赤道兩圈還沒完。微血管織成的網狀能讓血液在
全身流動時更靠近器官和組織，以便氧氣擴散進入細胞，成
為燃料；也能讓細胞代謝時產生的二氧化碳廢棄物被帶

走。[2]微血管也是個方便的中途站，這地方能讓血液從動脈（從心臟引至身體）轉移到靜脈，將血液從身體帶回心臟。氣體交換過後，血液就流回上腔和下腔靜脈，通往右心房的進入點，完成血液循環。

心臟的肌肉（心肌）會依序收縮，盡可能擠出足夠的血液通過每個瓣膜。心臟的肌肉收縮需要很多的能量，也必須要充滿氧氣，從主動脈分支出來的第一條動脈有其中一部分被稱為冠狀動脈，能夠提供充氧血給心臟自身，讓它維持跳動。

但血液不僅運送氧氣到你的器官和組織，它會攜帶重要營養素和分子，如葡萄糖（糖）、脂肪、蛋白質、免疫系統防衛者（白血球細胞）、抗體和荷爾蒙，心臟持續強烈的收縮可以幫助確保，當這些維持生命必需的分子被需要時，它們可以在任何時間抵達身體的任何部位。

很顯然，心臟是個令人欽佩的生物工程傑作，但是它又是如何設定節律，確保肌肉有次序地擴張和收縮呢？

---

2 A. Popel (2017), 'Theory of oxygen transport to tissue', *Critical Reviews in Biomedical Engineering*, 17 (3), pp. 257– 321, www.ncbi.nlm.nih.gov/pmc/articles/PMC5445261

心臟作為導電體

讓我們先思考二頭肌和小腿肚的肌肉是怎麼運作的。你先有個念頭——我需要提起購物袋——接著你會收縮你右手二頭肌的肌肉，這樣會舉起前臂。你的二頭肌是由肌腱連接在你的肩關節上，而收縮會產生滑輪效應，得以提起你購買的物品。為了要做出這動作和其他有意識的動作，你的大腦需要傳送電訊號（脈衝）到你想動的肌肉。

但讓肌肉動作的不是念頭本身，當你想著要提起購物袋時，想著動作的這個念頭會誘發稱為**神經元（neurons）**的大腦神經細胞，它們會經由電荷被喚醒——就像是電話總機亮起燈，顯示訊息已經準備好要被傳送。假如一組特定的神經元在你腦中某區域亮起一種特定的模式，它會傳送訊號往下到你的脊髓，再到連接特定肌肉的神經：比如說，你的右二頭肌。當它到達那裡時，訊號會使肌肉裡的纖維顫動，啟動一連串的收縮，讓你購買的物品從地板被放到廚房料理台上。你有意識的動作都是由**體神經系統（somatic nervous system）**控制，它又被稱為自主控制神經系統（voluntary nervous system）。

心臟並不是由體神經系統控制。心臟無論日夜、清醒或睡眠都會不斷跳下去，且不需經過你的思索。事實上，如果

你必須一直去「想」才能維持心臟跳動——每天要為你的心跳想10萬次，那將會消耗你所有心力。演化的結果是創造能自動運作的**自律神經系統（autonomic nervous system）**，不像體神經系統（有意識），自律神經系統傳送訊號至心臟，並接收從心臟來的訊號，其他器官如腸胃道、橫隔膜（使肺充氣和洩氣的肌肉），及胰腺和汗腺等腺體組織也是如此。這些器官會替你控制自動化的身體功能——像消化、呼吸速度、流汗、體溫調節，當然還有你的心律和心臟收縮的力量。

在運動中或有壓力時，自律神經系統會驅使你的心臟跳更快，好讓更多氧氣、葡萄糖、荷爾蒙和其他營養素進到你的細胞裡。而在休息或睡覺時，你的心跳會慢下來，讓身體自己修復並恢復活力。心臟裡的右心房有個特定區域叫**竇房結（SA node）**可以接收自律神經系統的訊號，是心臟的天然節律器。

一直到十九世紀末，人類發展出記錄心跳的技術後，心臟的電力系統才廣為人知。

心電圖（ECG或EKG）是由倫敦聖瑪麗醫院的奧古斯都·德希爾·沃雷醫師（Dr Augustus Desiré Waller）所發

明，初次用在人身上是 1887 年 5 月。[3]沃雷在示範中連接了原始版本的心電圖到正在動作的電動玩具火車，證明他的機器可以記錄真實的電力——因此電力就是讓心臟開始跳動的原因。

做心電圖的過程不會痛，這過程是將感測器固定在可以偵測到心臟電訊號的皮膚上，在過去的一世紀中，心電圖學領域（electrocardiography，研究心臟電訊號的學問）逐漸成熟，因此當今的醫生能詳細分析心電圖的記錄，了解當每個腔室內的電荷改變時，它們是如何收縮的。

細胞都像電池一樣有電位或電荷。大多數人類細胞擁有基礎負電荷，當細胞接收外來訊號時會快速變化，而心電圖電極會顯示心臟特定區域極化時的變化。當細胞電位上升（去極化），肌肉就會收縮，而當它回到原本的負極狀態（再極化），肌肉就會放鬆。

每次心跳循環開始時，竇房結會傳送電訊號到右心房和左心房（心臟的回流腔室），使這兩個腔室收縮把血推向輸送腔室（心室），這樣的電位改變在心電圖上顯示為 P 波。

3　A. D. Waller (1887), 'A demonstration on man of electromotive changes accompanying the heart's beat', Journal of Physiology, 8(5), pp. 229– 34, doi. org/10.1113/jphysiol.1887.sp000257

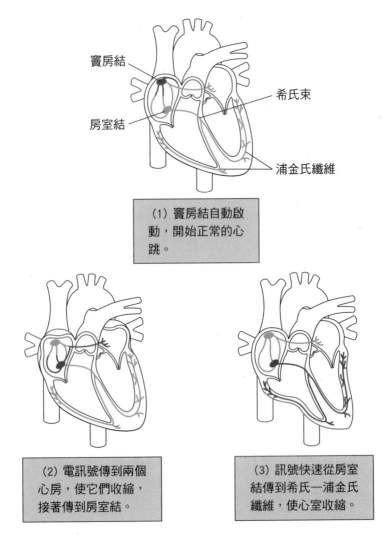

竇房結

希氏束

房室結

浦金氏纖維

（1）竇房結自動啟動，開始正常的心跳。

（2）電訊號傳到兩個心房，使它們收縮，接著傳到房室結。

（3）訊號快速從房室結傳到希氏—浦金氏纖維，使心室收縮。

正常心跳時，
電如何在心臟傳導使心房和心室收縮

竇房結產生的電訊號會傳到**房室結**（AV node），心臟裡介於回流腔室和輸送腔室的中繼站，接下來，房室結會透過由快速傳導纖維所特化的網狀物，**希氏－浦金氏系統**（His-Purkinje system），將電訊號傳送至心室，讓你的心室有力且整齊一致的收縮。心室裡的大肌肉會產生更強的電荷，這可以在心電圖記錄上看到一個鋸齒狀的高峰，稱為**QRS複合波**（QRS complex），如前面所提，心室肌肉的收縮將會使血液強力地輸送出心臟，進入肺或主動脈。

接著，心臟就要為下一組收縮做準備。為此，心室中的電荷會回到基準線狀態，讓肌肉放鬆，這在心電圖記錄上顯示為**T波**（T wave）。

心臟不是節拍器

所以心臟既是一台精密定調的幫浦，也是個導電體，但是大家聽到「天然節律器」這個用詞時，會想像成節拍器（metronome），用精準固定的節奏跳動。其實心臟反而比較像管弦樂隊的指揮——設定節拍並傾向規律，實則每個節拍之間都有變化。

當你休息時，雖說心跳速度是每分鐘60下，但並不是精確地每秒跳一下，當你感覺你的脈搏時，不會感覺或聽到

規律的撲通……撲通……撲通……撲通……撲通……，比較像是撲通撲通……撲通……撲通……撲通撲通。在整個過程的任何1分鐘，你會注意到心跳與心跳間的間隔有細微變化，但如果你能訓練自己注意去聽，會聽見明顯的規律起伏模式。

測量脈搏──60秒就可以救你一命

把兩、三隻手指放在你左手大拇指底部多肉的凸起處，然後將手指移往下到前臂，差不多距離手腕皺摺處兩指寬的地方，輕壓並注意你手指的感覺（按：類似中醫把脈的位置），你感覺到什麼呢？你可以調整手指微微地靠近或遠離大拇指，直到你有把握感覺到每次心跳。

現在專注（有時閉上眼睛會有幫助），數數看60秒內你感覺到幾次心跳（理想上是讓別人幫你注意時間）。這個數字就是你的脈搏。

你的脈搏代表了什麼？每分鐘跳60～100下的範圍內是正常的，假如你有在健身和運動，或是經常做深呼吸的運動如瑜伽或深呼吸冥想，心跳比較慢很正常，大約每分鐘跳45～50下，所以這種狀況不需要擔心。

　　　　　　同時也要觀察節律，你可能會注意到心跳速度
有細微的差別，當吸氣時會漸漸加速或吐氣時會漸
漸變慢，這是正常的。但當你注意到心跳速度的搏
動間隔不規律且與呼吸模式無關時，那有可能是觀
察到心律不整（見第5章），可能需要請醫師幫你
檢查。

　　這種「正常」的心跳不規律滿有趣的，人類的心臟必須
要跳動才能維持生命，所以對竇房結——心跳的來源——產
生機器般精準的電訊號來說就很合理。研究人員好奇，如果
把竇房結切除，然後把心臟養在注入氧氣和養分的培養皿中
會如何，結果組織會持續跳動，但是以固定的頻率——節拍
器般的規律跳動。為什麼它不像在我們體內那樣跳動呢？

　　研究人員試了不同的方法，他們加入一種叫腎上腺素
（adrenaline，又稱epinephrine）的化學物質，在壓力狀況的
「戰或逃」反應（"fight-or-flight" resopnse）時，自律神
經系統會釋放出此荷爾蒙，接著組織會開始跳得更快。他們
又試了可以阻斷此反應的律平注射液（esmolol），接著跳
動就慢了下來。其他藥物也被嘗試，其中有我們在放鬆時會
分泌的乙醯膽鹼。有一種模式浮現出來：**當交感神經系統
（sympathetic nervous system）誘發的「戰或逃」反射啟動**

23

時，心跳就會變快，而當自律神經系統的另一分支，也就是控制「休息和消化」（rest-and-digest）功能的**副交感神經系統（parasympathetic nervous system）**被啟動時，心跳就會變慢。竇房結從體內移除後，再也無法被自律神經系統和荷爾蒙所控制，這就是心跳變得如此規律的原因。[4]

有趣的是，剛接受心臟移植的病人也會有節拍器般的心跳，這是因為當心臟從捐贈者身上拿出來，並移植到受贈者身上時，必須要完全中斷心臟的神經與大腦的連結，捐贈者的心臟則再也不受自律神經系統支配，直到神經長出來，而這過程要花上好幾年。

這個由自律神經系統主導的過程，會經由釋放許多荷爾蒙來調節──不只腎上腺素和乙醯膽鹼，還有其他如感到壓力時會釋放的皮質醇；消化食物時幫助調節血中糖（葡萄糖）量的胰島素等。另外，荷爾蒙雖然會因應你的狀況自動釋放，但你能掌控自身所處情況的能力遠超乎想像。更有效的是，就算處在艱難的情況下，學習調節你的情緒和呼吸，也可以改善自發反應的平衡──以促進你的心臟健康。

4　V. A. Cornelissen, J. Vanhaecke, A. E. Aubert and R. H. Fagard (2012), 'Heart rate variability after heart transplantation', Journal of Cardiology, 59 (2), pp. 220– 4, pubmed.ncbi.nlm.nih.gov/22266458

　　在接下來的幾章，我們會看到某些心臟問題需要心臟專科的治療方式，從降膽固醇的藥物，到冠狀支架或改善血流入心臟情況的繞道手術，一直到在竇房結或房室結不能良好運作時，讓心臟持續跳動的人工節律器植入。不管是哪種問題，你在生活中所做的改變——尤其是以下三點：吃得營養健康、運動和減少壓力——對你的心臟兼具預防和治療的效果。

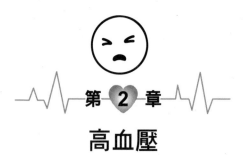

第 2 章
高血壓

　　「看似健康的飲食有可能會使你的血壓增高。」「封城期間的社交孤立會讓血壓飆高。」「我要怎麼樣讓我的血壓馬上降低？」這些是與高血壓標題的舉例不勝枚舉，多到讓你血壓升高！

　　從與我診所病人的會診經驗中，我知道高血壓（high blood pressure，又稱 hypertension）是大家最擔心的事之一，這有很大一部分是因為各種故事，說這種食物或那種壓力影響血壓並升高腎衰竭到心臟病發作等健康風險。因此有許多理由先關注保持健康的血壓值水準。

　　在英國，如今每三人就有一人罹患高血壓。全世界有將近50％的嚴重心臟問題與高血壓有關，影響14億人口，[1]並

1　B. M. Egan, S. E. Kjeldsen, G. Grassi et al. (2019), 'The global burden of hypertension exceeds 1.4 billion people: Should a systolic blood pressure target below 130 become the universal standard?', *Journal of Hypertension*, 37 (6), pp. 1148– 53, pubmed.ncbi.nlm.nih.gov/30624370

造成每年 1,040 萬人死亡。[2] 每天有將近 3 萬人死於高血壓和相關疾病,其中包含美國約 1,300 人,英國約 200 人。

現在,就讓我們開始了解,血壓如何成為心臟健康是關鍵要素。

什麼是高血壓?

血壓是測量心臟輸送血液時需要的力量值。在第 1 章中曾提到,動脈是將血液從心臟攜帶到全身的血管,健康的動脈有彈性且強壯,有光滑的內皮(血管內膜,intima),在輸送血液時可以更省力。

不同人之間的血壓值差異時常是基因因素所導致,也就是說,你的基礎血壓可能是遺傳自你父母。然而,行為與環境因素也可能導致血壓升高,如肥胖、攝取大量的鈉或酒精、缺乏運動的生活方式及壓力。血壓不斷增加時,心臟的肌肉就需要更努力工作,才能把血液運送到全身,並造成心臟的耗損,使其更有可能變衰弱。

2　GBD 2017 Risk Factor Collaborators (2018),'Global, regional, and national comparative risk assessment of 84 behavioural, environmental and occupational, and metabolic risks or clusters of risks for 195 countries and territories, 1990–2017', *The Lancet*, 392 (10159), pp. 1923–94, doi.org/10.1016/ S0140-6736(18) 32225-6

　　高血壓也會直接傷害你的動脈，也就是醫師們說的「內膜損傷」（intimal injury）。此處指的是血管內皮有微小的撕扯或破裂，讓它表面不再光滑。一旦動脈內皮損傷，就可能會堆積脂肪及其他物質，造成動脈永久性狹窄，這種疾病稱作**動脈粥樣硬化（atherosclerosis）**，這就是高血壓會增加

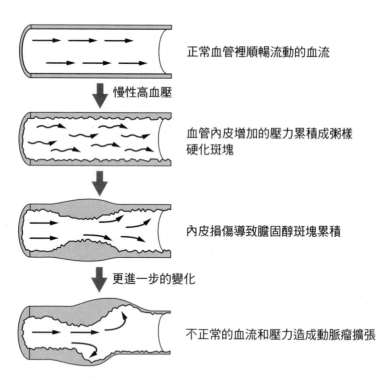

正常血管裡順暢流動的血流

慢性高血壓

血管內皮增加的壓力累積成粥樣硬化斑塊

內皮損傷導致膽固醇斑塊累積

更進一步的變化

不正常的血流和壓力造成動脈瘤擴張

高血壓如何對血管內皮（血管內膜）造成傷害，進而形成動脈粥樣硬化

心臟病發作的風險的原因，因為流入心臟肌肉的血液被堵塞；它也會造成缺血性中風，因為流入大腦的血液被堵塞，導致受影響組織的損傷。

血壓是什麼？

高血壓有時被稱作「沉默的殺手」，因為一開始症狀不會影響健康，直到心臟病發作或中風發生等重大的心血管危機發生。幸運的是，在重大危機發生前，已經有方法能監測你的血壓。你也能做些改變，協助血壓維持在健康範圍。

準確來說，要買到耐用的血壓機不用25英鎊（約40美元），我呼籲大家都投資一台，並學習如何操作。我推薦你可以研究非營利組織 Stride BP 的網站（stridebp.org），它有經批准的家用裝置清單。你應該要選擇有上臂袖套的機器，這樣測量結果會更精確，選一台袖套尺寸適合你上臂尺寸的，如果要與其他同住者共用，你可能需要針對不同人買不同尺寸的袖套。

血壓能針對壓力或放鬆快速做出改變，舉例而言：跑步能暫時升高血壓，因為身體對體能消耗的反應，就是增加心跳的速度與強度來提供更多氧氣、糖和其他肌肉所需的燃料。同理而言，在一場會引起焦慮的爭吵中，你的血壓將會

29

上升，因為壓力荷爾蒙增加。這兩種血壓值升高都是很自然且正常的。相反的，我們已知做放鬆運動時，血壓會明顯快速下降——做如瑜珈等深呼吸運動，1～3分鐘內即有效果。

　　為了得到可靠的基礎血壓，你應該不會想在血壓短暫升高的時候讀取數值。這代表著你會想避免在壓力狀況下測量血壓——如工作的重要報告前不要測量。運動後也要先等半個小時再量。其他會影響血壓的活動，如吃飯、喝咖啡或酒及抽菸等，都要結束後等半小時再測血壓。你也應該在膀胱排空後再測量——膀胱滿溢時，你的血壓數值可能會提高超過10％。

如何自己在家量血壓

1. 找個安靜的房間，坐在椅子上，確保你的背靠著椅背，不要翹腳，並把腳平放在地板。
2. 將機器的袖套環繞在上臂，按照機器上的指示操作，袖套的底部要高於你的手肘。
3. 將你的手臂舒服地放在平面上，讓袖套的位置與心臟同高。
4. 保持不動，不要說話。
5. 記錄三次數值，每次都間隔1分鐘，然後使用最後兩次的數值作為你的測量結果。

這些數據代表什麼？

測量血壓要閱讀兩個數值，兩者單位皆為毫米汞柱（mmHg），第一個較高的數值是**收縮血壓（systolic blood pressure）**，是測量心臟跳動收縮（收縮期）時所用的最大壓力，第二個較低的是**舒張血壓（diastolic blood pressure）**，心臟在心跳之間放鬆（舒張期）時的動脈壓力值。

這兩個數值能否顯示出你有高血壓，端看測量場所的不同。[3] 如果你是在醫師診間或醫院量血壓的話，數字可能會偏高，因為很多人在這些地方會感到壓力。如果是在家中測量血壓，你可能會比較放鬆。所以在家中判讀時設定的門檻要比在醫師診間略低。當你使用自動血壓機測量時，顯示器上通常會有第三個數字，那是脈搏或心跳速度，也就是每分鐘的心跳次數。

3　T. Unger, C. Barghi, F. Charchar et al. (2020), '2020 International Society of Hypertension: Global hypertension practice guidelines', *Hypertension*, 75 (6), pp. 1334– 57, www.ahajournals.org/doi/10.1161/HYPERTENSIONAHA.120.15026 ; K. Asayama, L. Thijs, Y. Li et al. (2014), 'Setting thresholds to varying blood pressure monitoring intervals differentially affects risk estimates associated with white- coat and masked hypertension in the population', *Hypertension*, 64 (5), pp. 935– 42, pubmed.ncbi.nlm.nih.gov/25135185

你有高血壓嗎？

血壓狀態	家中判讀	醫師診間判讀
正常	收縮：< 120 mmHg 舒張：< 80 mmHg	收縮：< 130 mmHg 舒張：< 85 mmHg
升高的血壓（elevated blood pressure，高血壓前期或介於高血壓與正常之間）	收縮：120～135 mmHg 舒張：> 80 mmHg	收縮：130～139 mmHg 舒張：> 85 mmHg
高血壓	收縮：> 135 mmHg 舒張：> 85 mmHg	收縮：> 140 mmHg 舒張：> 90 mmHg

要多久量一次血壓？

　　超過50％的高血壓患者有其他導致嚴重心臟問題的風險因子，包括糖尿病、肥胖、高膽固醇，或是如大量酒精攝取、吸菸或較少運動（久坐不動的生活型態）等行為。要多久量一次血壓，需考量你的初始數值和這些風險因子。

・**正常**：如果你的血壓值在正常範圍（在醫師診間量低於130／85），且沒有任何會導致心血管疾病的風險因子，那可以每三年測量一次血壓。但是，如果你有一項以上會導致心血管疾病的風險因子，就算數值是正常的，還是需要每年測量一次。

- **升高**：如果你有升高的血壓值（130 / 85以上），可連續兩週每天測量兩次。理想是每天早上起床和吃完晚餐半小時後過一會的固定時間測量血壓，將兩個數值記錄在日記裡，並拿給醫師看。有了這些資訊，醫師就能夠全面評估你罹患心血管疾病的風險，並討論生活型態如何改變，和不同階段的適合用藥。
- **非常高**：如果你的血壓值非常高（在160 / 100以上），需連續一週每天量兩次，如果血壓依然維持在高血壓範圍，趕快去看醫師，你很有可能需要開始接受藥物治療。

「白袍」高血壓

　　有人會覺得看醫生或牙醫很有壓力，這些看診的自然壓力可能導致診間測量到升高的血壓，約有30%的人在醫師診間測出較高的血壓，在家中測量血壓時就正常。這被稱作「白袍」高血壓，以醫師穿的傳統白袍命名。

　　有白袍高血壓不代表你不用注意你的血壓數值。如果這種壓力事件會使你的血壓飆高，那其他壓力事件也會。如果你生活中有很多壓力，那你在放鬆情形下，也就是家中所測量到的血壓，有可能

才是異於一般狀況——而非看醫生的時候。

這種狀況下，白袍高血壓可能是持續性高血壓的先兆，必須要特別注意改變生活型態，以減少長期壓力。

治療高血壓的藥物

如果你患有高血壓，醫師可能會建議一種或多種藥物，搭配生活型態改變，來幫助你快速降低血壓。藥物的選擇根據幾項因素，如你的年齡、血糖（葡萄糖）值和病史，特別是當你有胸痛、心臟病發作、中風、心律不整的病史，或可能在服藥期間懷孕。

治療高血壓的建議用藥經常會改變，不到十年前，乙型阻斷劑（beta-blockers）是常用藥。這些藥的英文名稱字尾是「-olol」，如畢索洛爾（bisoprolol）。如今它們常用在有心臟病或中風病史的人身上，而有特定心律問題、氣喘、慢性阻塞性肺疾病（COPD）和乾癬的患者，則盡量避免使用，或僅在專科醫師指示下使用。一般糖尿病患者會避免使用這種藥，因為它們會掩蓋血糖驟降。

在撰寫本書的期間，最新的建議是 2020 年由國際高血

壓學會公布。[4]這些指引比較偏向使用其他三種藥物：血管收縮素轉化酶抑制劑，血管收縮素受體阻斷劑，鈣離子通道阻斷劑和噻嗪類利尿劑。

- **血管收縮素轉化酶抑制劑（ACEIs）**：這種高血壓藥會藉由降低血中的血管收縮素荷爾蒙來產生療效，正如其名，血管收縮素（按：angiotensin，由「血管的 angio」跟「收縮 tensin」組成）會使血管拉緊或收縮，也會讓身體保留水和鹽分，進而使血壓升高。ACEIs 英文名稱字尾是「-pril」，如雷米普利（ramipril）和培哚普利（perindopril）。

- **血管收縮素受體阻斷劑（ARBs）**：與 ACEIs 相似，這類型的藥會阻斷血管收縮素荷爾蒙，不過阻止的對象是心臟、血管和腎臟裡的細胞，避免它們產生反應，這些藥物的英文名稱字尾是「-sartan」，如坎地沙坦（candesartan）、氯沙坦（losartan）和纈沙坦（valsartan）等。

- **鈣離子通道阻斷劑（CCBs）**：此藥會阻止鈣離子進入心臟肌肉和動脈的細胞裡，鈣離子愈多，收縮的力

4　Unger, Barghi, Charchar et al. (2020), 'Global hypertension practice guidelines'

量愈大，所以CCBs能減少心臟強力跳動，並使血管放鬆後打開，降低血壓。常見的CCBs有氨氯地平（amlodipine）、非洛地平（felodipine）、硝苯地平（nifedipine）、迪太贊（diltiazem）和維拉帕米（verapamil）。

- **噻嗪類利尿劑（Thiazide-like diuretics）**：像吲達帕胺（indapamid）和氟克尿噻（bendroflumethiazide）這類藥會作用在腎臟上，減少體內鹽分再吸收，並增加尿液量（利尿）。身體總液體量減少，會導致減少心臟血液量，並降低血壓。

2020年指引建議先使用ACEI或ARB，搭配CCB使用，這兩種藥先一同以低劑量使用，再看要不要使用完整劑量。針對高血壓併發症風險較高的黑人男性及女性，較好的作法可能是根據病史和年齡使用ACEI或ARB，搭配噻嗪類利尿劑。如果這種雙藥組合沒能降低血壓，那可以試試看三藥組合—— ACEI或ARB，加上CCB和噻嗪類利尿劑。

醫生會跟你討論行動計畫，包含病史會如何影響用藥選擇、可能的副作用，及改善飲食、經常運動並減少壓力等生活型態改變的重要性。目標將會是在三個月內降低20mmHg的收縮血壓。

在高血壓前期的相關計畫中，生活型態改變是第一線且最有效的治療，通常已能充分預防你的血壓升高至高血壓的範圍。

高血壓治療方式

這個表格是從國際高血壓學會 2020 年的高血壓控制指引調整而來。藥物必須根據個人的完整病史和其他健康因素來選擇。

高血壓前期	高血壓			
	第一階段	第二階段	第三階段	第四階段
生活型態改變包括： 減少鹽分攝取 戒菸 減少酒精攝取 減重 多運動 減少壓力	生活型態改變**加上：** 低劑量 ACEI 或 ARB，加低劑量 CCB	生活型態改變**加上：** 完整劑量 ACEI 或 ARB，加完整劑量 CCB	生活型態改變**加上：** 完整劑量 ACEI 或 ARB，加完整劑量 CCB 和噻嗪類利尿劑	生活型態改變**加上：** 完整劑量 ACEI 或 ARB，加完整劑量 CCB、噻嗪類利尿劑和保鉀利尿劑

控制血壓

雖然多數高血壓的影響是已知的，但高血壓的成因還是不得而知。眾所皆知飲食和運動是重要的因素，但它們卻無法解釋一切，舉例來說：黑人男性得高血壓的機率比其他族

群更高，且血壓更難下降，就算控制了飲食、運動、酒精和藥物使用、吸菸史和社經地位等因素仍然如此。[5]

其他可能造成高血壓的原因有慢性腎臟疾病、阻塞性睡眠呼吸中止症（OSA）、腎上腺腫瘤和主動脈狹窄，最後一種情況是有人天生如此（先天性）。發炎和免疫反應也與高血壓有關，但還不清楚誰是因誰是果，這領域還值得積極研究。

不管怎樣，你可以在飲食和運動方面做些簡單的改變，以降低發展成高血壓的機會，並幫助你控制血壓。

- **減少鹽分攝取**：減少飲食中鹽分（鈉）的量是第一步，因為減少飲食的含鈉量能降低血壓。這其中的機制很複雜，參與的機制之一是身體保留較多水份和動脈彈性改變的關連性。[6]有些人似乎因遺傳使血壓對飲食中的鹽分更敏感，雖然也有人是後天變成如此。無論如何，目標是一天鹽分不能超過一茶匙。這代表你應該要避免經常吃含有高鹽分的冷凍熟食（ready-

5　E. M. Sulaica, J. T. Wollen, J. Kotter and T. E. Macaulay (2020), 'A review of hypertension management in black male patients', *Mayo Clinic Proceedings*, 95 (9), pp. 1955–63, doi.org/10.1016/j.mayocp.2020.01.014

6　A. Grillo, L. Salvi, P. Coruzzi et al. (2019), 'Sodium intake and hypertension', *Nutrients*, 11 (9), p.1970, www.ncbi.nlm.nih.gov/pmc/articles/PMC6770596

meals）和加工食品。

- **戒菸**：香菸的煙霧裡含有9000種以上的化學物質，它們會以無數種組合方式一起破壞心臟健康。比如說，香菸的煙霧會讓你的血管壁變硬，並使血液更容易凝結。[7]抽香菸和電子菸都會增加血管發炎次數，這樣的傷害可能導致高血壓。尼古丁是菸草裡的興奮劑，常添加於電子菸當中，也會使血壓上升。[8]戒菸或停止吸食電子菸中的尼古丁，可以改善血壓。所以我呼籲吸菸者加入戒菸計劃。

- **減少酒精攝取**：喝酒會誘發產生化學物質內皮素（endothelin），它會造成血管收縮，升高血壓。它也會增加血液中的血管收縮素[9]。最好的作法是遵守建議，每週不要喝超過14單位的酒精，並將飲用日平均分配在三天以上；如果你的血壓很高，喝得更少

7　N. L. Benowitz and A. D. Burbank (2016), 'Cardiovascular toxicity of nicotine', *Trends in Cardiovascular Medicine*, 26(6), pp. 515– 23, www.ncbi.nlm.nih.gov/pmc/articles/PMC4958544

8　A. MacDonald and H. R. Middlekauff (2019), 'Electronic cigarettes and cardiovascular health', *Vascular Health Risk Management*, 15, pp. 159– 74, www.ncbi.nlm.nih.gov/pmc/articles/PMC6592370

9　K. Husain, R. A. Ansari and L. Ferder (2014), 'Alcoholinduced hypertension', *World Journal of Cardiology*, (5), pp. 245– 52, www.ncbi.nlm.nih.gov/pmc/articles/PMC4038773

會更好。請記得：酒精的單位計算方式是用喝的量
（毫升）乘以酒精濃度（ABV），再除以1000（量
×ABV÷1,000），例：一品脫（568毫升）5.2%酒精
濃度的啤酒是2.9單位的酒精（568×5.2÷1000）。

- **減重**：較高的體重會以幾個機制影響血壓，包括改變
你身體對壓力的反應，並增加腎臟保留的鹽分。[10]我
們的目標是要達到健康的體重並維持。健康體重的定
義，是讓身體質量指數（BMI）值維持在18.5 ～
24.9。BMI是體重（公斤）除以身高（公尺）的平方
（$kg÷m^2$）。許多人認為用線上BMI計算機比較容
易計算，如英國國民健保署（NHS）網站（可參考本
書〈延伸閱讀及資源〉）。

- **規律運動**：如快走、跑步、騎自行車、游泳或高強度
間歇訓練（HIIT）等身體活動能增進你心臟肌肉的力
量並減少血管僵硬，因此能降低血壓。

---

10 A. A. Thorp and M. P. Sclaich (2015), 'Relevance of sympathetic nervous system activation in obesity and metabolic syndrome', *Journal of Diabetes Research*, 2015, art.341583, www.ncbi.nlm.nih.gov/pmc/articles/PMC4430650; L. Landsberg (1986), 'Diet, obesity and hypertension', *Quarterly Journal of Medicine*, 61 (236), pp. 1081– 90, pubmed.ncbi.nlm.nih.gov/3310065

個案討論：丹尼斯

　　丹尼斯在六十歲出頭時被診斷為高血壓，血壓數值為170/90，他那時馬上就開始服用高血壓藥物。他覺得如此應該就足以控制他的血壓，特別是他在同齡人裡算是健康的──他每週會與比他小十幾、二十歲的人玩兩次壁球。但我還是請他和我一起檢視他的生活型態，因為這是能降低他的血壓到正常範圍，並長期維持的最好的機會。

　　他開始發現有些地方可以改變。他從青年時就在吸菸，並曾經使用過尼古丁口嚼錠試圖戒菸，但目前還是每週會抽一包菸。他決定要報名戒菸小組。他也仔細審視他喝了多少酒，他覺得一品脫的苦啤酒就是一單位的酒精，但是當他計算後，他才發現他經常一週就喝了22單位的酒精──這遠超過建議量。他承諾要吃得更健康，於在地酒吧會點選只拌橄欖油的生菜沙拉，而不是加一堆鹽的炸魚薯條。

　　不到六個月，高血壓藥物加上生活型態的改變，讓丹尼斯的血壓降到了健康範圍，這讓他不需再使用兩種完整劑量的血壓藥，減藥到只需單一種低劑量的藥物。

高血壓與壓力

我於前文提到，運動或較大的爭吵等因素通常會急速升高血壓。這是因為這些狀況會誘發分泌荷爾蒙，也就是腎上腺素和皮質醇，增加心跳速率及心臟收縮的力量。

人類演化成能瞬間迸發壓力荷爾蒙——以便快速逃離劍齒虎、短時間奮鬥就能制服獵物、為配偶與對手有簡短的打鬥等等。不過，當壓力源變成長期的，身體卻無法快速或完整降低釋出的荷爾蒙量時，就會讓你的心臟長期跳得更快且更強。這對心臟負擔很大，因此長期壓力可能會導致高血壓，並提高罹患其他心臟問題的風險。

舉例而言，新冠疫情期間，許多人在封城時經歷社交隔離，並導致壓力。阿根廷在2020年3月20日～6月25日實施全國封城期間，學校和餐廳都關閉，活動也都取消。只有必要工作者被准許工作，其他人只能去買食物或藥物，或接受緊急醫療處置，否則都要待在家。由於幾乎每個送去醫院急診室收治的人都會量血壓，研究人員決定看看封城的壓力是否會呈現在人們的血壓值上，結果是：在2020年春天封城時，24%的病人有較高的血壓，相比而言，在那之前的三個月為15%，在那之前的一年則是17%。他們研究血壓時觀察年齡、性別、種族和致使他們入院的疾病，發現都無法解

釋血壓的升高，他們唯一的共通點是疫情期間增加的生活壓力。

　　當然，造成如此感覺的實際原因是因人而異。有一間醫院的醫生談到，誘發壓力的原因可能是害怕感染新冠肺炎，或擔心失業的經濟問題。與家人和朋友失去接觸，可能會導致壓力更難處理，因為情緒支持變得沒那麼立即，也難以觸及。有些能有效處理壓力的方法，如去戶外運動的機會，也被限制了。人們處在壓力下會變得更少運動並喝更多酒。[11]這些因素全都有可能促使高血壓發生。

　　在疫情封城期間所經歷的長期壓力，愈來愈被視為是我們了解高血壓起源的關鍵拼圖。研究人員已經發現工作壓力對血壓的影響，發現血壓水平會長期增加，且遠高於轉職或升職的員工，就算在健康年輕的人當中也是如此。[12]工作壓力已經顯示出它會增加高血壓風險，僅僅舉些例子，中國礦坑工人、奈吉利亞醫院員工、印度銀行家、密西西比卡車司

11　Anon. (2020), 'Social isolation during Covid- 19 pandemic linked with high blood pressure', *Science News*, 19 November 2020, www.sciencedaily.com/releases/2020/11/201119083923.htm

12　J. H. Markovirz, K. A. Matthews, M. Whooley et al. (2004), 'Increases in job strain are associated with incident hypertension in the CARDIA Study', *Annals of Behavioral Medicine*, 28 (1), pp. 4– 9, pubmed.ncbi.nlm.nih.gov/15249254

機、空中交通管制人員皆是如此。

　除了工作，研究人員也紀錄了長期壓力和高血壓之間的其他關聯，在其中一組實驗裡，已婚夫妻被要求爭吵。他們的血壓如預期般升高，但讓人驚訝的是，他們離開實驗室很久之後，血壓值還是沒有下降。[13]對日常開銷和每月帳單的擔心會升高血壓。這些擔憂減少後，便可以維持降低的血壓好幾年。[14]

　只要你注意血壓，選擇更健康的飲食、運動的生活型態，和壓力處理的方式，就能有效管理高血壓，並減少相關心臟問題的風險。這些風險包含血管在其中受傷害時會吸引一連串有害的敵人——包括「壞膽固醇」，我們將在下一章介紹。

13　T. W. Smith, B. N. Uchino, C. A. Berg et al. (2009), 'Conflict and collaboration in middle- aged and older couples', *Psychology and Aging*, 24 (2), pp. 274– 86, pubmed.ncbi.nlm.nih.gov/19485647

14　A. Steptoe, L. Brydon and S. Kunz- Ebrecht (2005), 'Changes in financial strain over three years, ambulatory blood pressure, and cortisol responses to awakening', *Psychosomatic Medicine*, 67 (2), pp. 281– 7, pubmed.ncbi.nlm. nih.gov/15784795

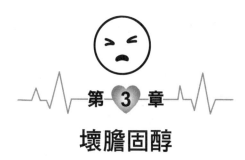

第 3 章
壞膽固醇

　　我們對膽固醇的了解每年都在改變——快到在本書送去印刷到你讀到的期間，幾乎一定會發表相關的新研究，並改變一些我們原先對營養、運動和基因對膽固醇檢測組（cholesterol profile）的角色認知。此外，針對高風險族群，也發展出更多處理高膽固醇（血內脂質過多，hyperlipidaemia）的方法。

　　舉例來說，研究人員在幾年前針對幼童做了大規模篩檢計畫，目的是檢查基因改變（基因突變），這種基因改變會讓人更容易發展會導致心臟疾病的高膽固醇數值。他們發現約270名幼童中有一人會有這些基因突變——是先前已知遺傳性膽固醇問題發生率的兩倍。接著他們又檢測幼童的家長，以辨認其中是誰也遺傳了此情況，並預先提醒他們在生活型態上要有重大改變，就算是因為其他原因而有相關高風

險,也能及早開始藥物治療[1]。不到十年前,我們甚至都還不知道這些基因改變會影響人的膽固醇數值。

所以在本章我們會建立基礎概念:什麼是膽固醇、它有什麼作用,以及當你發現你罹患膽固醇數值升高或有相關風險時,有什麼事情你該知道(和詢問!)。

什麼是膽固醇, 以及我為什麼需要它?

膽固醇最大的迷思之一,就是它對你是不好的。事實上,膽固醇在體內有幾個重要的功能。首先,它會參與每個細胞的構成,成為細胞外膜的其中一部分,使細胞完整與穩定。它也參與維他命D這種荷爾蒙的製造過程,維持你的骨頭、牙齒和肌肉健康;它還製造膽酸以消化你攝取的脂肪。此外,約80%的膽固醇是在肝臟製造的,只有20%是由飲食攝取。你不僅不需要零膽固醇攝取,你也做不到。

記住這件事後,我們就可以認真處理膽固醇和心臟健康有關的已知要素,也就是它的兩種主要類別。

1　D. S. Wald, J. P. Bestwick, J. K. Morris et al. (2016), 'Child-parent familial hypercholesterolemia screening in primary care', *New England Journal of Medicine*, 375, pp. 1628– 37, www.nejm.org/doi/full/10.1056/NEJMoa1602777

　　膽固醇會依附在名為**脂蛋白（lipoproteins）**的蛋白質上，在血液中流動，以利膽固醇被身體使用。**高密度脂蛋白（HDL）膽固醇**被稱為「好」膽固醇，因為它能移除循環系統中的脂肪及其他不健康的膽固醇，較高的HDL水平會降低心臟疾病發展的風險。另一重要類別的脂蛋白是**低密度脂蛋白（LDL）膽固醇**，它被稱作「壞」膽固醇。在受損的動脈內皮裡，往往有LDL膽固醇、鈣和其他物質一同堆積。[2]

膽固醇的主要分類

膽固醇類型	你想要多少量？	如何改變你的數值？
高密度脂蛋白（HDL）	愈高愈好	大部分透過生活型態改變，藥物治療可能會些微增加
低密度脂蛋白（LDL）	愈低愈好	能輔以生活型態改變，但主要還是透過藥物治療來減少

　　擁有愈多HDL膽固醇愈健康，但更重要的是HDL膽固醇在膽固醇整體中的比例。假如你有很多的HDL膽固醇，但是LDL膽固醇更多，那「好的」HDL就會被「壞的」LDL壓制。

2　M. Tomaniak, Y. Katagiri, R. Modolo et al. (2020), 'Vulnerable plaques and patients', *European Heart Journal*, 41 (31), pp. 2997– 3004, doi.org/10.1093/eurheartj/ehaa227

膽固醇、動脈粥樣硬化和發炎

很少人會意識到一件事（包括醫生！），就是動脈粥樣硬化是一種**自體免疫症狀（autoimmune condition）**。[3] 也就是你的免疫系統攻擊你身體的一部分，造成發炎。

動脈的內皮（內皮細胞，endothelium）充滿著各種細胞——神經細胞、平滑肌細胞和結締組織細胞（纖維母細胞，fibroblasts），這些細胞互相合作，以維持並恢復內皮細胞的健康。這需要持續警覺，因為我們的血管每分鐘都可能有壓力，比如你的血壓會在運動或緊張時升高，施加壓力在血管內皮上。當你割傷、瘀青或經歷鈍物壓迫的創傷（例：太大力拍手，導致手變紅），血管都會受到生理損傷。天冷時，若你沒穿對衣物出門，你的血管就必須收縮，以專注在身體核心器官的血液流動，由於血液流動減少，你的手指或腳趾甚至可能變白或藍色。儘管這是應對環境的健康、正常反應，也還是會對血管造成壓力。

雖然這樣的壓力可能只在血管上保持幾秒或幾分鐘，但這樣的傷害會喚起內皮細胞上的細胞們開始作用，它們會傳

3　Ibid.

送訊息吸引血小板（它會製造血凝塊），和白血球（免疫）
細胞（它會針對細菌和病毒等入侵者進行攻擊與解毒）。它
們會一同在血管內皮的受傷區域形成一個有保護、治癒性的
薄膜。

　　其中一種名為巨噬細胞的白血球會衝到損傷區域。這些
細胞是身體的警衛。它們會突襲現場，並摧毀問題細胞及粒
子。通常巨噬細胞會抵達、阻止並吸收罪魁禍首，接著繼續
前進。但當血管內皮細胞演變成長期發炎時，巨噬細胞會在
周圍逗留並造成大麻煩——當我說它們在周圍逗留，我是說
真的會留在那邊。

　　巨噬細胞不僅喜歡阻止並吸收細菌等問題細胞，也會對
LDL 膽固醇如此。巨噬細胞挑選 LDL 膽固醇後，會形成一
堆黏黏軟軟的東西，包裹並覆蓋在血管內皮上。這種薄膜並
不會逐漸消失，反而會吸引經過的巨噬細胞及其他白血球，
因此吸收更多的 LDL 膽固醇。最終形成名為**泡沫狀巨噬細
胞（foamy macrophage）**的促炎性細胞（pro-inflammatory
cell）。它會分泌細胞激素（一種信號分子），吸引更多細

胞前來並對抗發炎。[4]在這種高度發炎的環境中，LDL膽固醇會氧化，促使環境發炎更劇烈，並進一步傷害血管。雖然在驗血時，氧化LDL膽固醇尚未成為常規檢測項目，但在動脈變成動脈粥樣硬化的過程中，它在自體免疫反應的反饋迴路（feedback loop）中扮演著重要角色。[5]

是什麼造成血管的長期發炎？

它的引起原因有高血壓、肥胖、糖尿病、全身性紅斑性狼瘡和類風濕性關節炎等發炎性疾病、吸菸、飲酒過量、營養不良、缺乏運動、壓力、缺乏睡眠、腎（kidney，又稱renal）衰竭和……高膽固醇！

在泡沫狀巨噬細胞和氧化LDL的沉澱物（斑塊）堵塞動脈的情況下，局部區域的發炎和動脈粥樣硬化會快速進展，但是這過程不會就此打住，如果沒有針對長期發炎的潛

4　K. Moore, F. Sheedy and E. Fisher (2013), 'Macrophages in atherosclerosis', Nature Reviews Immunology, 13 (10), pp. 709–21, www.ncbi.nlm.nih.gov/pmc/articles/PMC4357520

5　R. Y. Khamis, A. D. Hughes, M. Caga-A nan et al. (2016), 'High serum immunoglobulin G and M levels predict freedom from adverse cardiovascular events in hypertension', EBioMedicine, 9, pp. 372– 80, pubmed.ncbi.nlm.nih.gov/27333022

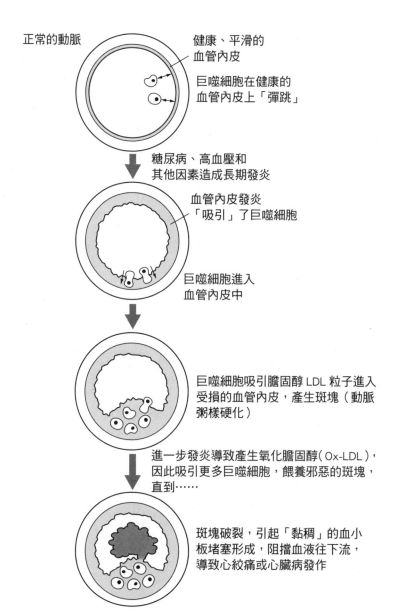

正常的動脈

健康、平滑的
血管內皮

巨噬細胞在健康的
血管內皮上「彈跳」

糖尿病、高血壓和
其他因素造成長期發炎

血管內皮發炎
「吸引」了巨噬細胞

巨噬細胞進入
血管內皮中

巨噬細胞吸引膽固醇 LDL 粒子進入
受損的血管內皮，產生斑塊（動脈
粥樣硬化）

進一步發炎導致產生氧化膽固醇（Ox-LDL），
因此吸引更多巨噬細胞，餵養邪惡的斑塊，
直到……

斑塊破裂，引起「黏稠」的血小
板堵塞形成，阻擋血液往下流，
導致心絞痛或心臟病發作

發炎如何導致動脈粥樣硬化

51

在原因進行治療，身體任一處血管都可能會形成新的斑塊，包含那些供給血液給大腦的血管（頸動脈），讓你中風的風險變高，或腎臟血管（腎動脈）形成時會導致腎衰竭。這些疾病可能會危及生命。

治療壞膽固醇

如果你的壞膽固醇（LDL膽固醇）數值太高，你可以透過改變生活型態幫助減少血管中的發炎，並增加好膽固醇（HDL膽固醇），但這些改變對你的LDL數值效果不大——數值約降低8～15%。

僅僅生活型態改變是不夠的，有一類藥物，一般稱為**史達汀類降血脂藥物**（statins，它們的名字結尾都是「-statin」），可以幫助減少在血液中循環的LDL膽固醇量，它們會阻止肝臟製造一種蛋白質，該蛋白質是肝臟製造膽固醇時所需的酶（enzyme），藉此減少LDL的產量。

如果你曾經心臟病發作或中風，這表示你的動脈內皮已經有些損傷，因此不管膽固醇的數值是多少，對你來說都太高。這就是為什麼即使你的膽固醇數值是健康的，醫生還是會堅持要你服用史達汀類降血脂藥物。

　　按照本書撰寫期間的現行指引[6]，在以下情況，為了要預防高風險的心臟血管事件，不論你的膽固醇數值多少都會被建議服用史達汀類降血脂藥物：

- 你擁有容易受影響導到高膽固醇的遺傳（家族性高膽固醇血症）。
- 你擁有糖尿病，或被認為在未來十年會有心臟病發作或中風的高風險。

　　當你的LDL膽固醇數值很高——超過每公升4.9毫莫耳（mmol／L）或每分升190毫克（mg／dL）時，你也會被建議服用史達汀類降血脂藥物。

　　如果你先前從未有過心臟病發作或中風，而且也沒有家族性高膽固醇血症，你大概會有時間去探索生活型態的改變好讓你不需服用史達汀類降血脂藥物，就可改善免疫功能並降低膽固醇。從檢視導致動脈粥樣硬化的發炎風險因子開

6　A. P. Kithcart and J. A. Beckman (2018), 'ACC/AHA versus ESC guidelines for diagnosis and management of peripheral artery disease', *Journal of the American College of Cardiology*, 72 (22), pp. 2789– 801, pubmed.ncbi.nlm.nih.gov/30497565; F. Mach, C. Baigent, A. L. Cataano et al. (2020), '2019 ESC/EAS guidelines for the management of dyslipidaemias', *European Heart Journal*, 41 (1), pp. 111–88, doi.org/10.1093/eurheartj/ehz455

始，你有一項或多項這些風險因子嗎？如果有，思考你有能力改變哪些因子——如：假設因為你不常運動，而有罹患動脈粥樣硬化的風險，那開始計劃並每天多動。如果因為抽菸而有風險，[7]請尋求幫助，讓你從今年開始能停止風險。

動脈粥樣硬化的發炎風險因子

1. 高血壓
2. 糖尿病
3. 吸菸
4. 容易受影響導致高膽固醇的遺傳（家族性高膽固醇血症）
5. 肥胖
6. 缺乏運動
7. 長期攝取高糖量，可能導致胰島素阻抗或糖尿病
8. 壓力
9. 發炎性疾病，如：全身性紅斑性狼瘡和類風濕性關節炎

---

7 A. D. Gepner, M. E. Piper and H. M. Johnson et al. (2011), 'Effects of smoking and smoking cessation on lipids and lipoproteins', *American Heart Journal*, 161 (1), pp. 145– 51, www.ncbi.nlm.nih.gov/pmc/articles/PMC3110741

10.特定精神健康疾病，如：思覺失調症、躁鬱症 和憂鬱症，一般來說會增加壓力的感覺

你也應該檢視心臟病發作或中風的風險，在下一章裡你將會學到像QRISK計算機的工具（見第4章「評估你的風險」一節），用來找出心臟病發作或中風的風險。若心臟病發作或中風的風險較高，就算你的膽固醇數值只有升高一些，也可能代表你的血管有發炎。在這情形下，比較適當的方式或許是服用史達汀類降血脂藥物，搭配生活型態改變。

假如你的膽固醇數值很高，但沒有其他風險因子，我會鼓勵你改變一些生活型態。當然，史達汀類降血脂藥物可以降低你的LDL膽固醇數值，但不一定會讓你更健康。事實上，我比較喜歡診治的那種病人，是雖然擁有風險因子、儘管我鼓勵服用史達汀類降血脂藥物也不想吃藥，但下定決心努力減少生活型態的風險因子；相對來說較不喜歡的那種病人，是同意服用史達汀類降血脂藥物，但在離開我的辦公室後，卻開始抽菸、吃雙倍起司漢堡、洋芋片和喝一罐全糖可樂。只要改變生活型態，你就能在三到四個月之間改善你的動脈粥樣硬化風險。

史達汀類降血脂藥物的副作用

如同其他藥物，史達汀類降血脂藥物會導致某些人出現不受歡迎的副作用。在我的診所經常會聽到有人哀嘆，「拜託不要讓我吃史達汀類降血脂藥物——它有好多副作用！」人們經常會看到這種藥物的相關注意事項，它會導致嚴重肌肉疼痛、消化問題或記憶困難，它也可能增高血糖（葡萄糖）數值或造成肝臟問題。我懂，沒有人喜歡吃藥，特別是像史達汀類降血脂藥物這種有這麼多副作用的藥。然而，研究人員表示，史達汀類降血脂藥物的優點仍遠大於它們的缺點。

首先，我們來想想優點。藥品製造商必須在開發藥物時測試有效性，讓一組人服用安慰劑（無效藥錠或糖錠），另一組則服用有效藥物。藥物若要被核准使用，被給予有效藥物的人必須明顯比給予安慰劑的人變得更健康。史達汀類降血脂藥物一次又一次被證明，與安慰劑相比，它可以為有心臟病發作或中風病史的高風險患者延長生命。

然而，測試藥物有別的方法：**反安慰劑測試（nocebo test）**。作法是比較服用有效藥物者與安慰劑者所回報的副作用。並不是所有藥物都會經過反安慰劑測試，但史達汀類降血脂藥物有以這樣的方式檢驗。在一項有83,000人的實驗

分析中，比較給予糖錠與史達汀類降血脂藥物的人，幾乎所有史達汀類降血脂藥物的副作用，包括令人害怕的肌肉疼痛，出現的頻率是差不多的。[8]我希望這實驗能讓你對服用史達汀類降血脂藥物感到輕鬆一點。這結果也展現出我們的頭腦對健康有多大的影響，想像力可以擔心副作用（並強調副作用的存在），轉化成改變生活型態的力量，讓你減重、戒菸或減少壓力等！

就算你的醫生開了史達汀類降血脂藥物的處方，能幫助減少血管發炎的生活型態改變仍是不可或缺的。如果其他風險依舊猖獗，光是服用史達汀類降血脂藥物來降低罹患心臟病發作或中風的風險是不夠的。絕大多數的人儘管規律服用史達汀類降血脂藥物，並將膽固醇數值控制在健康範圍內，他們仍可能因長期發炎導致第二次、第三次甚至第四次心臟病發作。[9]

8　J. A. Finegold, C. H. Manisty, B. Goldacre et al. (2014), 'What proportion of symptomatic side effects in patients taking statins are genuinely caused by the drug?', *European Journal of Preventive Cardiology*, 21 (4), pp. 464– 74, doi. org/10.1177/2047487314525531

9　R. R. S. Packard and P. Libby (2008), 'Inflammation in athero - sclerosis', *Clinical Chemistry*, 54 (1), pp. 24– 38, pubmed.ncbi.nlm.nih.gov/18160725

史達汀類降血脂藥物的替代療法

很多想讓LDL膽固醇數值下降的人要求自然療法或其他可取代或非史達汀類降血脂藥物的藥物。

自然療法

下列以食物為基礎的選項中，沒有一種能像史達汀類降血脂藥物一樣讓膽固醇值這麼快下降或下降這麼多，而且全部都缺少服用或使用它們能預防心臟病發作或中風的長期證據，但它們的確能降低膽固醇。

- **植物甾烷醇和烷醇**（stanols and sterols）：它們會天然存在於蔬菜、種子和堅果油，並以飲食補充品的形式販售。它們經證實能降低膽固醇，可能是由於在腸道中被吸收時，會與膽固醇競爭並勝出。[10]然而，沒

10 R. M. Ortega, A. Palencia and A. M. López- Sobaler (2006), 'Improvement of cholesterol levels and reduction of cardiovascular risk via the consumption of phytosterols' , *British Journal of Nutrition*, 96 (S1), pp. S89– 93, pubmed.ncbi.nlm.nih.gov/16923260; M. B. Katan, S. M. Grundy, P. Jones et al. (2003), 'Efficacy and safety of plant stanols and sterols in the management of blood cholesterol levels' , *Mayo Clinic Proceedings*, 78 (8), pp. 965– 78, pubmed.ncbi.nlm.nih.gov/12911045

有強大的證據顯示它們能降低心臟病發作或中風的風險。

- **紅麴米萃取物**：此樣補充品能降低約20％的LDL膽固醇，[11] 但同樣也沒有強大的證據顯示它能降低心臟病發作或中風的風險，或有效劑量是多少。

- **β-葡聚醣纖維（Beta-glucan fibre）**：這種天然纖維可以在燕麥、大麥、酵母和蘑菇中找到，並當作飲食補充品在販售。燕麥和大麥中的纖維能透過抑制腸道中膽固醇的吸收來降低LDL膽固醇。[12]

- **堅果**：吃特定的含油堅果，如杏仁、開心果、核桃和腰果等，可稍微降低LDL膽固醇，並可以稍微提高

11　S. Devries (2017), 'Coronary artery disease: Red yeast rice', in David Rakel (ed.), *Integrative Medicine*, 4th edn (Amsterdam: Elsevier)

12　H. Bader Ul Ain, F. Saeed, M. Tauseef Sultan et al. (2020), 'Effect of thermally treated barley dietary fiber against hypercholesterolemia', *Food Science and Nutrition*, 8 (10), pp. 5259– 66, pubmed.ncbi.nlm.nih.gov/33133528; H. V. T. Ho, J. L. Sievenpiper, A. Zurbau et al. (2020), 'The effect of oat beta- glucan on LDL- cholesterol, non- HDL- cholesterol and apoB for CVD risk reduction', *British Journal of Nutrition*, 116 (8), pp. 1369– 82, pubmed.ncbi.nlm.nih.gov/27724985; X. Zhu, X. Sun, M. Wang et al.(2015), 'Quantitative assessment of the effects of betaglucan consumption on serum lipid profile and glucose level in hypercholesterolemic subjects', *Nutrition, Metabolism and Cardiovascular Diseases*, 25 (8), pp. 714– 23, pubmed.ncbi.nlm.nih.gov/26026211

HDL膽固醇。[13]建議每天吃一把（30公克或1盎司）的無鹽堅果。

其他藥物

醫師也可能會與你討論史達汀類降血脂藥物的其他替代藥物，如果史達汀類降血脂藥物沒辦法按照期望快速降低你的LDL膽固醇，搭配它們與史達汀類降血脂藥物一同服用可能會有幫助。

---

13 P. Hernández- Alonso, J. Salas- Salvadó, M. Baldrich- Mora et al. (2014), 'Beneficial effect of pistachio consumption on glucose metabolism, insulin resistance, inflammation, and related metabolic risk markers', *Diabetes Care*, 37 (11), pp. 3098– 105, pubmed.ncbi.nlm.nih.gov/25125505; S. Gulati, A. Misra, R. Mohan Pandey et al. (2014), 'Effects of pistachio nuts on body composition, metabolic, inflammatory and oxidative stress parameters in Asian Indians with metabolic syndrome', *Nutrition*, 30 (2), pp. 192– 7, pubmed.ncbi.nlm.nih.gov/24377454; J. Salas- Salvadó, M. Bulló, N. Babio et al. (2011), 'Reduction in the incidence of type 2 diabetes with the Mediterranean diet', *Diabetes Care*, 34 (1), pp. 14–19, pubmed.ncbi.nlm.nih.gov/20929998; D. J. A. Jenkins, C. W. C. Kendall, A. Marchie et al. (2002), 'Dose response of almonds on coronary heart disease risk factors', *Circulation*, 106 (11), pp. 1327– 32, pubmed.ncbi.nlm.nih.gov/12221048; V. Mohan, R. Gayathri, L. M. Jaacks et al. (2018), 'Cashew nut consumption increases HDL cholesterol and reduces systolic blood pressure in Asian Indians with type 2 diabetes', *Journal of Nutrition*, 148 (1), pp. 63– 9, pubmed.ncbi.nlm.nih.gov/29378038

- **依哲麥布（Ezetimibe）** 此藥可讓小腸停止吸收膽固醇，通常能降低約 20％ 的 LDL 膽固醇。當它與史達汀類降血脂藥物一同服用時，似乎能降低心臟病發作或中風的風險。但少有證據顯示單獨使用依哲麥布能達到相同效果。

- **PCSK₉抑制劑（PCSK9inhibitors）**：這是一類新藥物，研究人員注意到，$PCSK_9$ 蛋白質數值較高的人，也傾向會有較高的膽固醇數值，然後這類藥物便被研發出來。他們發現這種蛋白質會破壞肝臟細胞上的特定受體，該受體會將 LDL 膽固醇排出血液，以便讓肝臟將它處理掉。$PCSK_9$ 抑制劑會阻止該蛋白質繼續如此。這些藥物每二到四週要注射一次，它被證實能有效快速大幅下降 LDL 膽固醇——超過 50％。它對降低心臟病發作或中風的風險也有效。但因為 $PCSK_9$ 抑制劑是新藥，價格昂貴，它通常只會被考慮使用在有心臟病發作高或中風高風險的人，並且已經嘗試過史達汀類降血脂藥物和生活型態改變，卻不見 LDL 膽固醇減少的情況下使用。

如果你有高 LDL 膽固醇，嚴重心臟問題，家族性高膽固醇血症與其他風險因子的病史，服用史達汀類降血脂藥物

是很有效的——它們經過測試並非常有效,而且服用這種藥物的副作用只會發生在少數人。且不論膽固醇風險狀況(cholesterol risk profile)如何,每個人都可以藉由改變生活型態,減少血管發炎來支持自身的心臟健康。這將會幫助你的心臟免於令人擔心的心血管事件,我們將在下一章說明——心臟病發作。

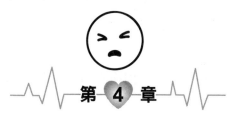

第 4 章
心臟病發作和胸痛

2006年7月4號世界盃，主辦國德國正在與義大利上演準決賽，情緒非常高漲，40分鐘過去，沒有任何進球，德國隊的後衛還拿了張黃牌，中場休息不久後，又是一張黃牌，皮質醇和腎上腺素衝上天際——不只場上如此。90分鐘結束了，兩隊都沒得分，進入了延長賽。粉絲的心臟在快速跳動，手在流汗，接著，119分鐘後，義大利隊進球：2分，快速的勝利。德國人的希望就此破滅。綜觀當天的整個德國，大家心臟病發作的風險比平常跳升至3.5倍。

我們都曾聽過壓力會誘發心臟病發作，但當人們想到壓力時，會想像壓力與工作或財務的擔憂有關——例如，業務經理對達成每月業績備感壓力，或家長會對月底無法付起帳單感到焦慮。但壓力有很多形式，包含身體和情緒方面。它們全都會對心臟和血管造成傷害，並可能漸漸導致心臟病發

作或心絞痛（angina，心臟相關的胸痛）。[1]

我們將在本章學習造成心臟病發作的原因，可能得到心絞痛的成因，及評估未來心臟病發作風險的方法。好消息是，生活型態改變能很大程度降低心臟病發作的風險，特別是在發展出嚴重症狀前就做出些改變。

我們先來學習一下，心臟病發作時，心臟發生了什麼事。

心臟病發作是什麼？

我們在第1章談到心臟如何在體內輸送血液，供給器官和組織氧氣、葡萄糖（糖）、荷爾蒙及其他生命必要元素。有些動脈會導回你的心臟（冠狀動脈），用心臟自身供應的血液來提供心臟肌肉（心肌）運作。心臟病發作期間，有些心臟肌肉會受損，通常是因為供給血液給心肌細胞的動脈完全或部分阻塞直接導致的。心臟細胞得到的血液較少和氧氣不足時，心臟肌肉會受損，造成心臟病發作。

1　Wilbert- Lampen, D. Leistner, S. Greven et al. (2008),　'Cardiovascular events during World Cup soccer'　, *New England Journal of Medicine*, 358, pp. 475–83, doi.org/10.1056/NEJMoa0707427

心臟病發作的專業術語稱為**心肌梗塞（MI）**——直白來說，這意味著「心臟肌肉死亡」。這樣聽起來可能讓人覺得很可怕，但這能幫助解釋，一旦肌肉因為動脈完全阻塞而「死了」，就不可能再讓它活過來，剩下的心臟肌肉就必須更努力去代償。

心臟病發作的症狀有：

- 胸痛，經常被形容是一種在正中心、壓迫、擠壓或緊握的疼痛，像是胸口有很緊的細繩帶——此為典型症狀。
- 疼痛會發散到左下巴，並往下延伸至左臂
- 呼吸急促（呼吸困難，dyspnoea）
- 頭暈
- 流汗
- 噁心或消化不良
- 沒來由的恐慌感或焦慮

不是所有人會擁有上述全部症狀，也不是每個人都會有同樣的疼痛感，有些病人心臟病發作時會有輕微症狀（或沒有），僅僅感覺到一點點「不舒服」。心臟病發作時，胸痛是典型症狀，但有些人回報僅有輕微或一點點疼痛。女性可能也會敘述沒那麼典型的症狀，如疼痛延伸至右手臂、雙

臂、背部或肚子。女性回報胸痛的頻率少於男性，但這可能是因為女性評比該疼痛沒這麼強。[2]回顧男性和女性心臟病發作的案例時，有些研究人員認為，這可能是因為女性較不會將疼痛解讀為心臟病發作的症狀，[3]可能因此延遲尋求治療的時間。[4]

警告！胸痛是醫療緊急事件的時刻

如果你胸痛持續超過數分鐘以上，且休息都無法緩解，特別是疼痛愈來愈嚴重，且開始經歷其他心臟病發作的症狀時，請將此當成是醫療緊急事件，盡快就醫——不管是叫救護車，或請人將你緊急送醫。

有些人在心臟病發作即將發生前，會經歷早期的警告徵

2 S. Hochman, J. E. Tamis, T. D. Thompson et al. (1999), 'Sex, clinical presentation, and outcome in patients with acute coronary symptoms', *New England Journal of Medicine*, 341, pp. 266– 32, www.nejm.org/doi/10.1056/NEJM199907223410402

3 R. Madsen and R. Birkelune (2016), 'Women's experience during myocardial infarction', *Journal of Clinical Nursing*, 25 (5– 6), pp. 599– 609, pubmed.ncbi.nlm.nih.gov/26771091

4 J. Mehilli and P. Presbitero (2020), 'Coronary artery disease and acute coronary syndrome in women', *Heart*, 106, pp. 487– 92, heart.bmj.com/content/106/7/487

兆，最明顯的是做吃力的事情或有壓力時，會誘發反覆發生的胸痛，但休息後會緩解。如果你或你的親戚有此症狀，請趕緊與醫生討論。假如休息仍無法緩解胸痛，請將此視為醫療緊急事件。

留意心臟病發作的症狀很重要，因為及早治療心臟病發作不只能救你一命，還能減少受損的心臟肌肉數量。心臟肌肉和身體其他部位的肌肉不同，它痊癒得非常慢，甚至根本不會恢復。往後來看，心臟會帶著心臟病發作後的疤痕，疤痕組織收縮能力不如肌肉，所以心臟病發作後，心臟可能再也無法回到它原本的基礎效率。

診斷心臟病發作

醫生會使用兩種方式來確認胸痛是否為罹患心臟病發作的徵兆。

心電圖：受損的心臟肌肉顯示一種特有的模式，在每個心跳的電訊號有缺血性（ischaemic，也就是肌肉缺氧）的改變。心電圖能指出先前的受損，並顯示你是否處在心臟病發作的過程。

血液心肌旋轉蛋白數值（Blood troponin levels）：心肌細胞含有特殊的蛋白質，稱作**心肌旋轉蛋白（troponin）**，

在其他類型的細胞中是找不到的。這種蛋白能幫助心臟肌肉纖維收縮。當心臟肌肉受損後，會有一些心肌旋轉蛋白釋出至血液中。血液檢測顯示心肌旋轉蛋白數值比平常高時，便表明曾有過心臟病發作。

有時還會用其他檢查方式來確認診斷。**心臟超音波**（echocardiogram，echo）是利用超音波在身體組織當中反彈，類似胚胎超音波般，創造出組織的動態影像，可以用來確認心臟肌肉的收縮和舒張是否不正常。

在做了一次或多次檢查後，負責治療你的醫生或許就能對心臟病發作做出診斷。醫院的出院總結表不會有「心臟病發作」一詞出現，取而代之的是以下其中一個專有名詞：

- **急性冠心症（ACS）**：運送至心臟的氧氣量突然下降，心臟病發作是ACS的類型之一。
- **穩定型心絞痛〔Angina（stable）〕**：當你在做費力的事時，有心臟相關的胸痛，但休息後會緩解，這是冠狀動脈狹窄的典型指標。
- **不穩定型心絞痛（UA）**：因輸送至部分心臟的氧氣量較低，造成休息時有心臟相關的胸痛，這是緊急事件，預示著心臟病發作（STEMI 或 NSTEMI：見下述）。

- **非 ST 上升型心肌梗塞（NSTEMI）**：一種主冠狀動脈有部分阻塞的心臟病發作，有時是以斷斷續續的方式發生。此病症在心電圖上會顯示 ST 節段下降。
- **ST 上升型心肌梗塞（STEMI）**：是心臟病發作最嚴重的類型，冠狀動脈完全阻塞。此病症在心電圖上會顯示 ST 節段上升。

心絞痛 V.S. 心臟病發作

　　當供應心臟的血管有明顯變狹窄（stenosis），就會發生心臟相關胸痛的心絞痛，但血液還是有在流動。只要休息，變窄的血管依舊能輸送充足的氧氣進入你的心臟，讓它正常跳動。但當你開始做費力的事時，心臟需要更多氧氣，以支持更快的心跳和更強的收縮，這時，變窄的血管供給氧氣的速度便不足，因此產生了一種胸部疼痛的感覺。心臟肌肉一旦長時間維持氧氣供不應求的狀態，便會一直持續心絞痛。休息會給予心臟從缺氧當中恢復的時間，使得疼痛消退。

　　心臟病發作從根本上來說與心絞痛不同。心臟病發作時，通常在血管內的動脈粥樣硬化斑塊內皮（endothelium）上會有破裂或撕扯。如第 3 章所言，泡沫狀巨噬細胞的斑塊含有一大片噁心的黏性物質──膽固醇、其他脂肪和鈣。當

斑塊破裂，身體的免疫系統會進入高度警戒，並派出血小板去封住撕裂處。血小板就會形成血塊（血栓，thrombus），血塊可能會突然並完全阻擋血流。

當這情形發生在供應心臟的冠狀動脈時，就會堵塞輸往心臟的血流，心臟得不到輸送給自身的氧氣，導致心臟細胞死亡——死得很快。不斷進展的心臟肌肉死亡速率，延伸出從心臟病發作開始後的「黃金時間」概念。在這段時間窗口，只要能進行緊急處置打開動脈（血管成形術，angioplasty），還有機會挽救大部分的心臟肌肉。

如果你有心絞痛，那你會有心臟病發作的風險嗎？

簡短來回答的話：我們不知道！

我們尚未充分了解導致動脈斑塊脆弱到破裂，造成心臟病發作的機制。研究人員相信這可能與發炎指數有關，但要如何篩檢出易於發炎和破裂的血管，還所知甚少，更不用說要預測哪條血管的彈性有較大風險會發生此狀況。除此之外，心臟病專家發現，有些人雖然有變窄的血管和不斷復發的心絞痛，卻沒有發展成心臟病發作——他們有所謂**穩定不動的斑塊**（**stable fixed plaque**），也就是一種似乎不會破裂

的斑塊。同時，也有人是動脈只有輕微或沒有疾病，但第一次顯現心臟疾病時卻是嚴重的心臟病發作。

我的觀點是，保護你的心臟免於心臟病發作的最好方法，就是改變生活習慣，使你動脈裡的任何斑塊較不會脆弱到破裂。生活習慣改變能讓你穩定現存的斑塊，並預防生成新斑塊。

幾乎確定會讓斑塊變脆弱，進而破裂的因素包含：

- **抽菸**：抽菸會使斑塊堆積在動脈，不管是偶爾才抽菸還是規律抽菸皆然。眾所周知，香菸裡的化學物會造成血管發炎，並讓血小板更易於堵塞，[5] 提高斑塊破裂的機會，造成心臟病發作。

- **較差的飲食習慣**：研究人員解剖兩種族群病人的斑塊——其中之一是葡萄牙人，另一組是瑞典人的。葡萄牙病人的斑塊比瑞典組的更穩定，且根據分子分析，這與飲食更傾向以海鮮為基礎有關，如食物中有富含

5　G. Siasos, V. Tsigkou, E. Kokkou et al. (2014), 'Smoking and atherosclerosis', *Current Medicinal Chemistry*, 21 (34), pp. 3936– 48, pubmed.ncbi.nlm.nih.gov/25174928; X. Cheng, E. Ferino, H. Hull et al. (2019), 'Smoking affects gene expression in blood of patients with ischemic stroke', *Annals of Clinical and Translational Neurology*, 6 (9), pp. 1748– 56, pubmed.ncbi.nlm.nih.gov/31436916 omega-3脂肪酸的魚[6]。而高糖飲食會讓你的身體對胰島素這種荷爾蒙產生阻抗，促進發炎，並增加斑塊破裂的機會。

- **缺乏運動和身體活動**：一個研究調查30年間的病人記錄，去看運動和心臟健康間的關聯，發現規律運動——強度足以讓你的心跳速率和能量代謝率增加到超過休息時的程度——就能減少心臟病發作的風險。人們就算做較低「劑量」的運動，如每週跑一次5公里（3英里）的跑步——容易有心血管疾病的機率也會少掉一半以上。[7]

- **高身體質量指數（BMI）**：BMI值為25～29.9的人會被歸類為過重，而BMI值為30以上的人會被歸類為肥胖，被分類在肥胖的人就算看起來很健康，會造成動脈硬化的動脈鈣數值還是明顯高於BMI值在健

6　I. Gonçalves, E. Andersson Georgiadou, S. Mattsson et al. (2015), 'Direct association with diet and human atherosclerotic plaque', Scientific Reports, 5, art.15524, www.nature.com/articles/srep15524

7　M. F. H. Maessen, A. L. M. Verbeek, E. A. Bakker et al. (2016), 'Lifelong exercise patterns and cardiovascular health', Mayo Clinic Proceedings, 91 (6), pp. 745– 54, pubmed.ncbi.nlm.nih.gov/27140541

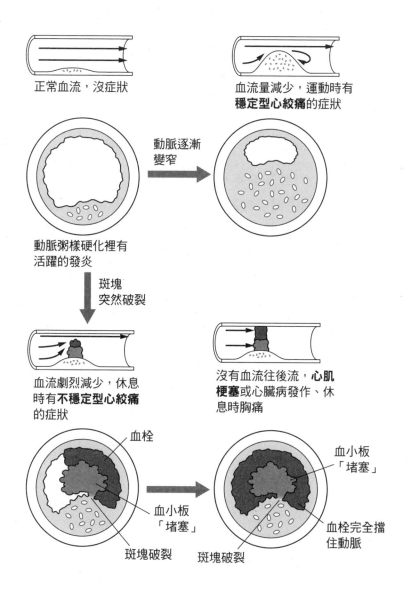

正常血流，沒症狀

血流量減少，運動時有
穩定型心絞痛的症狀

動脈逐漸
變窄

動脈粥樣硬化裡有
活躍的發炎

斑塊
突然破裂

血流劇烈減少，休息
時有**不穩定型心絞痛**
的症狀

沒有血流往後流，**心肌
梗塞**或心臟病發作、休
息時胸痛

血栓

血小板
「堵塞」

血小板
「堵塞」

血栓完全擋
住動脈

斑塊破裂

斑塊破裂

**動脈裡的斑塊是如何變成穩定型心絞痛、
不穩定型心絞痛和心臟病發作**

康範圍的人。[8]要讓你的BMI值降低至25以下需要花一點時間努力，但會減少斑塊形成並破裂的可能性。

「胖但健壯」V.S.「苗條卻缺乏運動」

過去幾年一直有個辯論，是關於身體健壯（fit）是否能為過重或肥胖的人提供對抗心臟病發作的保護。然而，實證顯示，減重對心臟健康也很必要。根據一份在10個不同國家、超過50萬人的健康數據的分析，比起健康體重的人，過重或肥胖但健壯的人在12年間發展出心臟疾病的機率為原本的1.3倍。[9]

原因可能與過重對身體產生的影響有關。包括

8　Y. Chang, B.- K. Kim, K. E. Yun et al. (2014), 'Metabolicallyhealthy obesity and coronary artery calcification', *Journal of the American College of Cardiology*, 63 (24), pp. 2679– 86, pubmed.ncbi.nlm.nih.gov/24794119; B. Kowall, N. Lehmann, A. A. Mahabadi et al. (2019), 'Associations of metabolically healthy obesity with prevalence and progression of coronary artery calcification', *Nutrition, Metabolism and Cardiovascular Disease*, 29 (3), pp. 228– 35, pubmed.ncbi.nlm.nih.gov/30648599

9　C. Lassale, I. Tzoulaki, K. G. M. Moons et al. (2018), 'Separate and combined associations of obesity and metabolic health with coronary heart disease', *European Heart Journal*, 39 (5), pp. 397– 406, pubmed.ncbi.nlm.nih.gov/29020414

高血壓，會促進高血糖的胰島素阻抗；低量的好膽固醇（HDL膽固醇）；增高的三酸甘油脂（一種可讓我們細胞使用的能量，含有脂肪和糖的化合物）；及較大的腰圍。當上述狀況中有至少三種達到特定的高數值時，醫生會稱之為「代謝症候群」。這與發展出心臟疾病和糖尿病有強烈的關聯，但是這顯示出身體也會提早感受到影響。

值得注意的是，在10個國家的研究中，發現肥胖並有代謝症候群的人有著最糟的結果。它們發生心血管事件的風險提高到2.5倍。不過，在體重健康同時代謝症候群的人當中，風險也會提高到2.1倍。

所以，如果你一直都沒有代謝症候群，那苗條卻缺乏運動，可能還是好過胖但健壯。如果你有代謝症候群——在英國和美國，約每三名超過50歲的人當中就有一人[10]——那麼不管你的身材或身體活動的程度如何，心臟病發作的風險就會增加。

10　M.- P. St- Onge, I. Janssen and S. B. Heymsfield (2004),　'Metabolic syndrome in normal- weight Americans'，Diabetes Care, 27 (9), pp. 2222– 8, pubmed.ncbi.nlm.nih.gov/15333488

代謝症候群

診斷是根據有無三種或以上這些狀況。

症狀	代表意義
高血壓	高血壓數值：130/85 mmHg 以上 或 在服用高血壓藥物
高血糖	空腹血糖值（fasting blood-glucose，在最後一餐後超過三小時所測）：5.6 mmol/ L（100mg/dL）以上 或 非空腹血糖值（non-fasting blood-glucose）：7.8 mmol/ L（140mg/dL）以上 或 糖化血色素（HbAIC）數值（診斷糖尿病的檢驗）：6.5%以上
低好膽固醇（HDL膽固醇）	男性：1.0 mmol/ L（40mg/dL）以下 女性：1.3 mmol/ L（50mg/dL）以下
高三酸甘油脂	1.7mmol/ L（150mg/dL）以上
腰圍	男性：94 公分（37 英吋）以上 女性：80 公分（31 英吋）以上

本章到目前為止都專注在心臟病發作和心絞痛，但相似的過程也會發生在缺血性中風，也就是大腦某部分的氧氣供給被血塊部份或完全阻斷。在這情況下，斑塊破裂要嘛發生在大腦的動脈裡，要嘛就是在其他地方形成的血塊走到那邊，然後阻擋了血流。能用來穩定血管裡斑塊的行動，將會一同減少中風及心臟病發作的風險。

評估你的風險

我堅信教育與知識是力量——這樣的力量可以正面影響你的健康和安適感。心臟健康「套組」的「工具」之一，是了解你的心臟病發作或中風的潛在風險。了解你的風險分數，將能幫助與醫生討論預防性投藥是否合理，此外，知道這分數後，將會激勵你對自己承諾要改善堅持生活型態。

針對心臟病發作及中風，有三種主要的風險計算器。美國主要使用的是佛萊明罕風險評估表（Framingham Risk Score）。它是根據1948年在麻薩諸塞州的佛蘭明罕小鎮居民做的研究，調查是什麼因素造成他們、他們的孩子及孫子發展出心臟疾病。[11]最廣泛使用的版本會根據一些變數：年齡、性別、膽固醇值、收縮血壓和其他個人狀態，比如是否抽菸或服用治療高血壓藥物，來計算非糖尿病者十年間罹患心臟病發作的風險。另一個美國計算器，萊諾風險評估表（Reynolds Risk Score），是特別針對45歲或以上的女性。兩者都能在 mdcalc.com. 網站上找到。

我會建議使用 qrisk.org/three/ 網站的 QRISK®3計算器，

---

11 Framingham Heart Study, https://www.framinghamheartstudy.org/fhs-about/

這個十年風險評估計算器是由諾丁漢大學（University of Nottingham）發展，並且被英國的醫生廣泛使用。不過，我喜愛這款計算器不僅僅是因為愛國（按：作者為英國人，本書原文版在英國出版）！我喜歡 QRISK，是因為它能讓你涵蓋更大範圍的特徵、症狀和疾病，所以你不需要再找不同的計算器，比如當你知道你有糖尿病時，它會一同計入如偏頭痛、狼瘡、躁鬱症和腎臟疾病已知會增加心血管風險的相關疾病。它會讓你注意到自己是否有親戚曾有過心臟病發作或有不規律心跳的病史，這些也都是變因。此外，你不需要知道你的膽固醇數值就可以計算結果，所以就算你還沒就醫得到這些檢驗結果，也可以開始看看風險狀況（risk profile）。不管是佛萊明罕或萊諾風險評估表都可以選擇。

我也喜歡在計算風險時能調整每個項目，你可以藉此來看看你生活所做的改變可以造成多大的不同，比如你可以輸入你的身高和體重，兩者一同被用來計算你的 BMI。在輸入完身高和體重後，你可以看看，如果你的體重減少 10 公斤（22 磅）、20 公斤（44 磅）以上時，風險會怎樣改變。

大部分醫生會認為，當未來十年心臟病發作的風險有 10% 以上時，不僅需要生活型態改變，風險也高到應該使用針對性的治療介入（targeted medical interventions）。如果你得到的結果超過 10%，建議你和你的醫生充分討論用藥

史、現在用藥和生活型態，來識別會提升風險的變因。

　　有一點很重要，這三種風險計算器只有在你先前沒有心臟病發作或中風才有效，如果你曾有任何一項，那麼你未來有心臟病發作或中風的風險很高，並且應該要找心臟專家定期追蹤，他能支援你改變生活型態，搭配適當的藥物治療。

　　一旦計算出你的 QRISK 分數，請影印下來或儲存它，我建議每六個月或每當你的健康狀況有重大改變時，就重做一次，看看你的分數如何改變。當你的體重、血壓和膽固醇數值因為生活型態改變而降低時，你就能夠看到心臟病發作的風險也下降了。見證這件事有多強大吧！

更年期與心臟病發作風險

　　年齡增長到約 65 歲左右時，女性發展出冠狀動脈心臟病（coronary heart disease）和心臟病發作的機率小於男性，這是因為生殖荷爾蒙「雌激素」會調節膽固醇數值，增加好膽固醇（HDL 膽固醇）並減少壞膽固醇（LDL 膽固醇），還能讓血管更有彈性。當天然雌激素量在更年期減少時（平均約 55 歲時），這額外的保護會逐漸消失。

風險計算器中消失的變數：
壓力

突然的壓力，不管任何形式，都是心絞痛和心臟病發作的主要誘發原因。壓力會導致增加腎上腺素和皮質醇等荷爾蒙，依序使血壓驟升、血管緊縮（vasoconstriction）並增加心跳速率和收縮力量。壓力會增加心臟對氧氣的需求量，但同時又會藉由血管收縮降低氧氣的流量。

所以儘管壓力沒有出現在風險計算器中，若要維持你的心臟健康，它是你最需注意的東西之一。事實上，壓力沒有被放在計算器中的唯一原因，是太難在實驗室外的環境中客觀測量。

讓我們來看看一些與心絞痛或心臟病發作有關的主要壓力源：

- **情緒高漲事件**：令人印象深刻的情緒壓力例子之一，是發生在2006年世界盃比賽德國輸給義大利。但是心臟病發作所增加的風險不僅限於激昂的準決賽。在德國隊一路踢到準決賽的過程中，與沒有比賽的日子相比，德國人在比賽時的心臟病發作發作的風險有2.5倍。接著，德國的第三名之爭，心臟病發作的風

險回到了基準線[12]。這個劃時代的研究結果也能在其他情緒高漲事件中看到，包括國定假日、[13]地震過後，[14]甚至是生日那天。[15]

- 悲痛：應該沒有其他事件會比摯愛的人過世還要讓人情緒激動。有研究發現，伴侶過世後的30年內，心臟病發作的風險會加倍。[16]另有研究觀察到約14％遭遇失去至親的人在六個月內會心臟病發作，不管QRISK分數高低皆然。[17]

12　U. Wilbert- Lampen, D. Leistner, S. Greven et al. (2008), 'Cardiovascular events during World Cup soccer', New England Journal of Medicine, 358, pp. 475– 83, doi.org/10.1056/NEJMoa0707427

13　M. A. Mohammad, S. Karlsson, J. Haddad et al. (2018), 'Christmas, national holidays, sports events, and time factors as triggers of acute myocardial infarction', BMJ, 2018:363:k4811, doi.org/10.1136/bmj.k4811

14　J. Leor, W. K. Poole and R. A. Kloner (1996), 'Sudden cardiac death triggered by an earthquake', New England Journal of Medicine, 334, pp. 413– 19, www.nejm.org/doi/full/10.1056/NEJM199602153340701

15　G. Saposnik, A. Baibergenova, J. Dang and V. Hachinski (2006), 'Does a birthday predispose to vascular events?', Neurology, 67 (2), pp. 300– 4, doi.org/10.1212/01.wnl.0000217915.06544.aa

16　I. M. Carey, S. M. Shah, S. DeWilde et al. (2014), 'Increased risk of acute cardiovascular events after partner bereavement', JAMA Internal Medicine, 174 (4), pp. 598– 605, pubmed.ncbi.nlm.nih.gov/24566983

17　E. Mostofsky, M. Maclure, J. B. Sherwood et al. (2012), 'Risk of acute myocardial infarction after the death of a significant person in one's life', Circulation, 125 (3), pp. 491– 6, pubmed.ncbi.nlm.nih.gov/22230481

- **關係壓力**：經歷分手的人也容易心臟病發作，女性似乎更容易受到此影響。在一個受試者年齡45～60歲的研究中，離過一次婚的女性有24％的機會心臟病發作；那些離婚兩次以上的人有77％的機會容易有心臟病發作。男性第二次離婚後，只會增加約30％的心臟病發作風險。[18]

- **性活動**：性活動時，增高的腎上腺素驅力會誘發心臟病發作。做規律運動能增加整體的身體健康，幫助降低風險。[19]從事性活動前請避免吃大餐或飲酒（或兩者一起做），可請你的伴侶採取較主動的角色，並用較不耗能的姿勢，以降低性活動對心臟造成傷害的機會。

- **工作壓力**：工作的長期壓力源可能與工作表現或人際衝突有關。研究人員回顧芬蘭、法國、瑞典和英國超過10萬人的健康史，發現當有潛在心臟疾病的男性

---

18 M. E. Dupre, L. K. George, G. Liu and E. D. Peterson (2015), 'Association between divorce and risks for acute myocardial infarction', *Cardiovascular Quality and Outcomes*, 8, pp. 244– 51, pubmed.ncbi.nlm.nih.gov/25872508

19 J. Möller, A. Ahlbom, J. Hulting et al. (2001), 'Sexual activity as a trigger of myocardial infarction', Heart, 86 (4), pp. 387– 90, pubmed.ncbi.nlm.nih.gov/11559674

有工作壓力時，明顯更容易有心臟病發作。增加的數量等同於戒菸者和吸菸者間的差異。[20]其他研究觀察到65歲以下的人容易在工作週的第一天心臟病發作。[21]

- **起床**：好幾個大型研究不斷證實，心臟病發作在早上7 ~ 11點之間更易發生。[22]在這期間，大腦和神經系統會追尋身體內建的生理（晝夜）時鐘，並透過釋放大量的壓力荷爾蒙「預備」你的這一天，增加引起心臟病發作的人數。

- **吃太多**：一頓大餐會增加心臟病發作的風險，特別是吃完一頓高碳水化合物大餐後的2小時內，比如在假

20　M. Kivimaki, J. Pentti, J. E. Ferrie et al. (2018), 'Work stress and risk of death in men and women with and without cardiometabolic disease', Lancet Diabetes and Endocrinology, 6, pp. 705– 13, pubmed.ncbi.nlm.nih.gov/29884468

21　D. R. Witte, D. E. Grobbee, M. L. Bots and A. W. Hoes (2005), 'Excess cardiac mortality on Monday', European Journal of Epidemiology, 20, pp. 395– 9, europepmc.org/article/med/16080586

22　S. N. Willich, D. Levy, M. B. Rocco et al. (1987), 'Circadian variation in the incidence of sudden cardiac death in the Framingham Heart Study population', *American Journal of Cardiology*, 60 (10), pp. 801– 6, pubmed.ncbi.nlm.nih.gov/3661393; J. E. Muller, P. H. Stone, Z. G. Turi et al. (1985), 'Circadian variation in the frequency of onset of acute myocardial infarction', *New England Journal of Medicine*, 313 (21), pp. 1315– 22, pubmed.ncbi.nlm.nih.gov/2865677

期前後如此。[23]在有心臟病史的人中，這樣的情形更常見。

- **暴露在寒冷中**：心臟病發作和心絞痛在天氣冷的時候都更常見。這有可能是因為天氣寒冷時，你的血管會收縮以保存熱量，並且心臟必須要比平常更努力工作來保持身體溫暖。這樣的結果在年長者[24]和運動時[25]特別明顯。

- **感染**：免疫系統對感染的反應是一種壓力反應，所以這是另一個常見會促進心臟病發作的因素。有一項研究回顧5年間醫院收治的心臟病發作病患，有10%都有急性感染，如肺炎或支氣管炎。[26]

- **精神健康疾病**：數種精神健康疾病與心臟病發作的高

23　M. T. Kearney, A. Charlesworth, A. J. Cowley and I. A. Macdonald (2000), 'William Heberden revisited', *Journal of the American College of Cardiology*, 29 (2), pp. 302– 7, pubmed.ncbi.nlm.nih.gov/9014981

24　X. Wang, Y. Jiang, Y. Bai et al. (2020), 'Association between air temperature and the incidence of acute coronary heart disease in northeast China', *Clinical Interventions in Aging*, 15, pp. 47– 52, pubmed.ncbi.nlm.nih.gov/8113545

25　T. M. Ikäheimo (2018), 'Cardiovascular diseases, cold exposure and exercise', *Temperature*, 5 (2), pp. 123– 46, pubmed.ncbi.nlm.nih.gov/30377633

26　A. Putot, F. Chague, P. Manckoundia et al. (2019), 'Postinfectious myocardial infarction', *Journal of Clinical Medicine*, 8 (6), p.827, www.ncbi.nlm.nih.gov/pmc/articles/PMC6616657

比率有關。有心臟疾病的人更容易有憂鬱症、躁鬱症、思覺失調症、焦慮症和創傷後壓力症候群（PTSD），且過去20年的研究顯示，這些疾病也是心臟疾病和心臟病發作的風險增加的原因之一。目前還不清楚狀況為何如此，尤其是引發這些疾病的生理機制為潛在的。有些研究人員認為自律神經系統功能失調、發炎反應或皮質醇製造可能牽涉其中。[27] 遺傳學可能也有關係。如果你有精神健康疾病，尋求幫助和治療將特別重要，而這也對你的心臟比較好。

雖然注意可能的壓力誘因（stress trigger），對心絞痛和心臟病發作是有幫助的，但這些誘因個別引起心臟病發作的發生率很低，約百萬分之一。在寒冷天氣中觀看刺激的運動賽事可能會讓風險變三倍，百萬分之三——還是很小的零頭。所以放輕鬆吧。與其擔心你在性活動或寒冷冬天散步時可能會心臟病發作，還不如先專注在減少得到心血管疾病的風險因素，再來減少壓力反應的程度和反應的時間。你不需

27　M. De Hert, J. Detraux and D. Vancampfort (2018), 'The intriguing relationship between coronary heart disease and mental disorders', *Dialogues in Clinical Neuroscience*, 20 (1), pp.31–40, www.ncbi.nlm.nih.gov/pmc/articles/PMC6016051

要放棄過生日——但可以專注在感謝這一年中發生過的好事，並樂觀期待更好的一年到來，而非對年齡感到焦慮不安。

醫療選擇：藥物或支架？

不用懷疑，假如醫師或心臟專科醫師建議你服用藥物，請持續不間斷服用。這些藥物對你有非常大的幫助，特別是如果你曾心臟病發作或有其他嚴重心臟問題後被開立處方——這稱作**次級預防**（secondary prevention，代表其目標是要防止發生第二次）。

最常用來預防心臟病發作的藥是一同服用阿斯匹靈、畢索洛爾（bisopolol，或其他英文名稱字尾是「-olol」的藥）等乙型阻斷劑、雷米普利（ramipril，或其他英文名稱字尾是「-pril」的藥）等 ACEI 抑制劑，及治療膽固醇的史達汀類降血脂藥物。這些藥物都經過充分試驗與測試，且對減少後續的心臟病發作有明顯的功效。

相反地，減少心臟病發作的侵入性醫療計畫是有爭議的，最常見的方法將一個稱作**支架（stent）**的細金屬管植入冠狀動脈以撐開它，並阻止它再次阻塞。這是透過一種稱做**經皮冠狀動脈介入治療（PCI）**的手術，或以血管成形術將

支架置入，其過程會將一條長形塑膠管（導管，catheter）從你手臂或腹股溝的「鑰匙孔」微創切口穿進去到冠狀動脈。在導管的終端有個未充氣的小氣球被支架包圍著。當氣球到達有問題的部位時就會被充氣。這會使動脈粥樣硬化斑塊被推到緊靠著動脈壁，擴大血流過的通道，同時讓支架展開並固定在血管上。接著就會讓氣球洩氣，並將導管移除，留下支架撐開動脈。因為沒有做開心手術，手術時間相對短，且復原速度較快。通常會在局部麻醉下進行——意思是你只有輕微鎮靜，然而，這是有風險的，包括出血、冠狀動脈受損和中風的風險，但不限於此。

在急性心臟病發作時，冠狀動脈完全被阻塞，PCI是非常適合的。裝設支架會快速緩解嚴重的胸腔症狀並救人一命。不過，對經歷復發但有穩定型心絞痛的人使用PCI有多少好處，現在還不是這麼確定。

幾十年來，許多心絞痛的病人都被放置支架，作為對抗心臟病發作的「黃金準則」預防性措施。但2017年，倫敦帝國學院的教授達雷爾・法蘭西斯和他的同事在醫學期刊《柳葉刀》（The Lancet）發表一篇心絞痛支架的研究，震

撼了心臟學領域。[28]在這稱做ORBITA的研究裡，他們招募了一組心臟織血流供應減少的病人。全部人都被給予六週的藥物，接著一半的人被隨機分配到接受PCI並裝設支架，而另一半則隨機分配到做假手術。這是第一次有人針對病人比對支架與很像支架的東西。接受假手術的人會被接上一台心臟監測器，一條導管會插入微創切口，並穿進去到冠狀動脈。然而，到了那時，氣球卻沒有充氣，支架也沒放在該放的位置。沒有任何一位病人知道他們接受了哪種手術，護送他們到恢復室或在那照顧他們的臨床員工也不知道。甚至在6週後幫病人做檢查的研究人員也被蒙在鼓裡，不知道每個人做了哪種手術。ORBITA研究是個模型試驗（trial model）：隨機（參與者被隨機分配到接受治療或偽治療）、雙盲（不管是參與者或研究人員都不知道研究進行時，參與者接受了哪種治療）、假手術控制組（治療與假手術對參與者來說看起來都一樣）。

你們毫無疑問可以推斷出來，兩組病人在持續運動時間和心絞痛症狀減少的項目都看到相似的進步。換句話說，接

28 R. Al- L amee, D. Thompson, H.- M . Dehbi et al. (2018), 'Percutaneous coronary intervention in stable angina (ORBITA)', *The Lancet*, 391 (10115), pp. 31– 40, pubmed.ncbi.nlm.nih.gov/29103656

受假手術的人恢復得與那些放置支架的人一樣，裝支架並沒有增加任何預防性的好處。

每個人——包含病人和醫生雙方——經常迫切想要症狀快速改善，特別是再發的心絞痛這種會指出未來潛藏急性心臟病發作的症狀。這讓我們忍不住考慮可以放支架在冠狀動脈裡，並降低這威脅。但如果你有很多斑塊在全身的動脈堆積，約有50％的病人如此，那麼放支架在冠狀動脈裡反而會讓斑塊破裂。

為了保持你的心臟健康，你需要採取一個全面的方法——降低高血壓、降低膽固醇、停止抽菸、透過減重降低對心臟的傷害，並透過規律運動增進心臟肌肉強健度。這些治療介入需要時間和投入，但只要你持續做下去，它們對降低心血管風險極其有效。

預防心臟病發作

超過95％的人是「心臟健康」的——也就是沒有發生過重大心血管事件的人，大多沒有其他已知健康問題——當下並不會注意到他們能為維持心臟健康所做的事。太多時候，大家將健康視為理所當然，直到身體響起了紅色警戒，告訴他們並不健康。不幸的是，差勁的生活型態選擇會在

10年到20年，或甚至30年後，最終以不斷復發的心絞痛或心臟病發作的形式做結。到那時就更難改掉年歲累積的習慣，而且你的動脈可能會永久變窄。

選擇這本書，就表示你已經決定要照顧你的心臟——不是明年或下個月，而是現在。或許你已經被診斷出有嚴重的心臟問題，然後你正在尋找建立新習慣的動力，這樣很棒。或許你會買書，是因為有一位朋友或家庭成員曾經心臟病發作，然後你想要幫助他們。你也可以將此當成震撼的提醒。或者，你可能有個充滿壓力的工作和家庭狀況，並曾讀過一些故事，說這可能誘發心臟病發作。

不管是什麼原因讓你看到現在，抓住決心要改變生活型態的機會，可以幫助你減少心臟的風險。

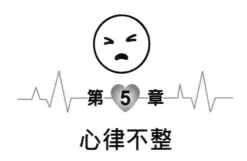

第 **5** 章
心律不整

　　我清晰記得我第一次讓一顆心臟停止跳動的畫面。

　　我當時正在倫敦帝國學院讀博士，我推著載有電子紀錄和刺激設備的沉重推車進手術室，來發現並刺激隱藏在心臟周圍的神經細胞，看看能不能找到方法解決每位病人的疾病。這天，我會在進行開胸手術病人的心臟外面放電極片，然後在主刀醫師的指令下打開電流，接著事情發生了——心臟停止了。心電圖螢幕上是一條水平線，有6秒沒有任何心臟的電流，7秒，8秒，我覺得自己的心臟開始狂跳、慌張。接著外科醫師對我微了微笑，若無其事的拿起一支鉗子（手術鉗）並開始輕敲不動的心臟肌肉，像世界級的打擊樂器演奏者敲擊著定音鼓的鼓面，這樣的輕敲促進了肌肉收縮，讓心臟能再次跳動。

　　這經驗教會我許多有關自律神經系統的事：如何找到並刺激心臟神經、這些神經如何使心臟的回流腔室不正常跳動、和最重要的，為什麼在任何緊急情況下，在手術室內外保持沉著冷靜都很重要。在學生時期，我對心臟神經細胞的

知識也開始大量增長，且加上多年臨床人員和研究人員的經驗後，我才能開創利用自律神經系統角色的新技術來治療心律不整（按：rhythm disorder，直接翻譯為節率性失調，醫學名詞為 arrhythmias），包括英國第一次成功刺激人體肺靜脈神經叢（plexus）並停止其電訊號的手術。我其中一名病人因為這組神經而引起一次次令人疲憊的心律不整經歷。這個手術治好了她的心律不整——永不發作。[1]

很多東西能讓心臟錯過或跳過一拍，而心律不整會對你的心臟產生更多傷害。幸好，一旦你開始注意到心律不整，你能做很多事來幫助心臟維持扮演好其角色，不管怎樣，你的心臟需要推一把，好讓它重新回到「拍子上」。

心跳是如何「失調」的？

我曾在第 1 章中提到，心臟不是節拍器。如果心臟在正常跳動時不是規律跳動，你可能會想，到底怎樣才算心律不整。

---

1 M.- Y. Kim, P. B. Lim, C. Coyle et al. (2020), 'A single ectopy-triggering ganglionated plexus ablation without pulmonary vein isolation prevents atrial fibrillation', *JACC Case Reports*, 2 (12), pp. 2004– 9, www.jacc.org/doi/full/10.1016/j.jaccas.2020.07.058

一般來說，心律不整會分成兩類：

- **心搏過速（Tachycardia）**，也就是心跳快速：快於每分鐘100下。
- **心搏過緩（Bradycardia）**，也就是心跳緩慢：慢於每分鐘60下。

　　這兩種心律不整會導致**心悸（palpitations）**，若注意到任何心臟節律不正常時，便可用此方式描述。有些人回報，自己感覺心臟在胸腔裡怦怦跳，像是要跳出來一樣。其他人的說法是，他們感覺到怦怦亂跳（fluttering）或啪嗒啪嗒響（flip-flopping）。通常會感覺心臟狂跳不已，但是不連續——加速又慢下來，與他們正在做的事情不一致。他們可能會在喉嚨或脖子感覺到自身的心跳，而不只是在胸腔裡。

　　心悸是個症狀，不是醫學診斷。然而，如果你喝了兩杯雙倍濃縮咖啡，然後又趕著參加下一個重要會議，你可能會深刻體會到心悸，這不代表你有心律不整。

警告！當你經歷的心悸*還有其他症狀時*

　　有些不正常的心跳節律會讓人感覺到心悸以外的症狀。這包含暈眩、胸痛、呼吸急促和失去意識而暈倒。如果你有這些症狀，請盡快告知醫師。

正 常 的 心 跳 被 稱 作 **正 常 竇 性 心 律（normal sinus rhythm）**，你或許還記得第 1 章提到過，這是竇房結（SA node）的細胞電荷變得沒那麼帶負電（去極化），使得心臟上面兩個回流腔室（心房）的肌肉收縮。心電圖的電極捕捉到這樣的變化時，會記錄為 P 波。接著在 0.2 秒內，源於竇房結的電脈衝會接續到房室結（AV node），接著透過希氏—浦金氏系統（His– Purkinje system）的組織網絡傳送出去。這樣快速的電傳導會讓心臟的兩個輸送腔室（心室）肌肉收縮，這些變化在心電圖上會顯示為 QRS 複合波。最後，當心室放鬆，它會顯示為 T 波。然後，如果一切正確運作，它會從頭再來一次。

只要你的心跳不是每次都按照正常竇性模式，就是心律不整。這情形會以多種方式出現，如電訊號可能會在兩個地方產生，造成「競爭的」心跳，或電可能流動幾乎是沒有停止地流動，因此腔室沒有時間可以完全放鬆。

不同的心律不整，可能也會感覺到不一樣的症狀，但花點時間看看以下的表格，並注意一下，幾乎所有的心臟心律不整都有一點很常見：你有可能一點症狀都沒有。因為有些心律不整的人可能永遠都沒經歷過心悸，他們可能不會知道自己有這疾病，直到心臟的損傷造成呼吸急促或疲累等其他症狀。

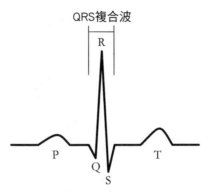

正常（竇性）心律的電訊號

心律不整的類型，以及它們與心悸間的關聯

節律	典型的心悸類型
正常竇性心律	無心悸
竇性心搏過緩（心律少於 60bpm）	無心悸 心跳慢且有力
竇性心搏過速（心律多於 100bpm）	無心悸 心跳狂跳不已
心房或上心室異位搏動（SVE）； 又稱作心房早期複合波（PAC）	無心悸 心跳突增、漏拍、有力、突發、快速 在胸部裡「砰砰亂跳」
心室異位搏動（VE）；又稱作心室早 期複合波（PVC）	無心悸 心跳多餘、漏拍、有力、突發、快速 在胸部裡「砰砰亂跳」

節律	典型的心悸類型
心房顫動（AF 或 A Fib）	無心悸 心跳混亂、快速、無規律、「啪嗒啪嗒響」、劇烈
上心室心搏過速（SVT）	無心悸 心跳突發、快速、有規律，有時會有脖子跳動感
心室性心搏過速（VT）	無心悸 快速、規律、劇烈的跳動
心臟阻滯〔heart block，有第一度（degree）、第二度或第三度〕	無心悸 心跳漏拍、緩慢、有力

異位搏動

竇房結持續發出的電脈衝深受自律神經系統規範。有些心律不整是源自於竇房結以外的電脈衝所造成的，這稱作**異位搏動**（ectopy），源於希臘文的 *ektopos*，代表「異國的」或「異地的」。

在異位搏動（ectopic heartbeat）時，竇房結外的神經細胞間歇發出訊號，使部分心臟肌肉在竇房結控制的時間之外不合時宜的收縮。這會造成竇房結暫時停止傳送脈衝，這樣的停頓會持續2～3秒。

　　心房或心室都會發生異位搏動，它們很常見。每二十四小時最多500次的異位搏動是被認為正常的──約是人類一天平均10萬次心跳的0.5%。有些異位搏動會因為壓力或疾病而變嚴重，通常幾週或幾個月後就能消除。

　　我們可以用心電圖確切指出多餘的心跳從哪裡來。然而，有異位搏動的人可能無法如此規律地測到它們，畢竟要呈現它們，需要心臟專科醫師會診，甚至是在發生心悸或其他症狀的特定悲傷情況後，去急診室時才能看到。因此，如果你的異位搏動不是很頻繁，你可能會想或被要求使用行動心電圖紀錄裝置。有些個人裝置，如Apple Watch 4系列或新的款式，或是AliveCor KardiaMobile ECG，可以和iPhone及很多安卓手機、平板配對，提供準確的紀錄。這些裝置可以在異位搏動沒這麼頻繁的期間使用，或是你的心臟專科醫師可以提供你一個單一導程（single-lead）可攜式心電圖裝置。

　　只要你決定要投資個人行動裝置，通常能快速將它設定好──只需要不到2分鐘。它可以一次記錄連續30～60秒的心電圖異位搏動軌跡圖，但有時會很難在短暫的發作結束前開始記錄。如果你成功捕捉到像這樣的紀錄，請下載資料給醫師看。這樣的紀錄非常有幫助──比起等待第二次會診，你的心臟科醫師或許可以在初診時就清楚診斷，並讓你

快點開始治療。（要看這些裝置如何紀錄異位搏動的影片，
請到 drboonlim.co.uk/ heart-healthy.）

　　大部分經歷過異位搏動的病人會感覺到異位搏動後的延
遲竇性心律（delayed sinus beat），而非異位搏動本身。這
是因為竇房結暫停時，心室有比較多時間可以充血，所以需
要心室強力收縮，才能將所有血液擠出心臟。此經歷會令人
非常焦慮不安。我的病人曾說過，這感覺好像他們的心臟
「從胸腔裡跳出來了」、「突然晃了一下」或「讓我停在我
的人生軌道上」，有些病人則感到疼痛。

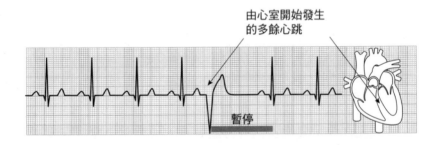

從心室（輸送腔室）開始的異位搏動——在正常心跳中，
箭頭標示出多餘且寬的心跳，其後面接續的暫停時間以長條標示。

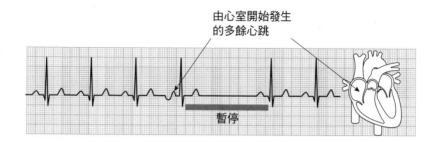

由心室開始發生
的多餘心跳

暫停

**從心房（回流腔室）開始的異位搏動——在正常心跳中，
箭頭標示出多餘的心跳，其後面接續的暫停時間以長條標示。**

異位搏動會開啟一連串擔心和焦慮的回饋循環，也就是
煩惱心臟哪裡出了問題，導致壓力產生，並使腎上腺素急速
上升，接著引起更多異位搏動和更多壓力。如果你的異位搏
動不常發生，而且醫師幫你檢查後發現一切看起來都很正
常，請放心：你的症狀可能沒有什麼好擔心的。光是知道這
點，應該已足夠打破循環，並增進你整體對安適感的感覺。

心房顫動

最常見的心律不整是**心房顫動（AF）**，通常簡稱為 A
Fib。罹患心房顫動的機率會隨著年齡增長而增加，70歲以

上的人約有4～5%罹患。但年輕人也會發展出心房顫動，通常是由特定因素的反應所誘發。

　　當你被診斷有心房顫動，這代表你心臟節律不正常，處於心房節拍不同步的情形，形成混亂的心臟電訊號。這些混亂的訊號讓心室也亂了節拍，使你的心跳不規律。在心房顫動期間，這混亂的電訊號經常讓心臟開始狂跳不已。你可能會看到你的脈搏速率跳到每分鐘100～175下（心搏過速），對照之下，正常脈搏每分鐘60～100下。

　　除此之外，脈搏的不規律通常大到能感覺甚至看到。當你感覺心臟無預警狂跳不已，試著測量脈搏（見第1章「測量脈搏」部分）。如果這情形發生相當規律，你可以試著用KardiaMobile ECG、Apple Watch，或由醫師、心臟專科醫師提供的裝置來記錄心跳。

　　偶爾不規律的心跳可能看似不大需要擔心，然而，頻繁的快速不規律心跳發作會顯著危及你的健康。想像叫你的心臟跑一場一天24小時的馬拉松，維持脈搏超過每分鐘100下──這類似於心房顫動對你心臟的強烈命令。心臟會因為沒有休息而變得疲累，接著衰弱。心房顫動也會使罹患中風的風險增加高達五倍，且中風發生時會更容易有後續的嚴重失

能。[2]心房顫動可以透過適當治療來控制或好轉，讓你降低這些潛在疾病的生命威脅風險。

因為這些原因，注意心房顫動症狀，並在你認為自己罹患心房顫動時尋找治療方案很重要。心房顫動可能會讓你經歷以下情況：

- 心悸，一種不規律、無力又強烈心跳的奇怪感覺，會覺得啪嗒啪嗒響、狂跳不已或在胸腔裡有不舒服的感覺
- 胸痛（心絞痛）
- 輕微的頭暈或眩暈
- 經常感到疲倦或虛弱，且不會因規律的睡眠而消除（疲勞，fatigue）
- 虛弱
- 無法做運動
- 呼吸急促（呼吸困難）

2　R. K. Sandhu, J. A. Bakal, J. A. Ezekowitz and F. A. McAlister (2011), 'Risk stratification schemes, anticoagulation use and outcomes', *Heart*, 97 (24), pp. 2046 – 50, heart.bmj.com/content/97/24/2046

其他心律不整

　　雖然異位搏動和心房顫動最為常見，但還有好幾種其他類型的心臟心律不整疾病，包括心房撲動（atrial flutter）、上心室心搏過速（SVT）、心室早期收縮（PVC）、心室性心搏過速（VT）、病竇症候群（sick-sinus syndrome）和心臟阻滯。其中一種上心室心搏過速稱作沃爾夫—巴金森—懷特氏（WPW）症候群，此類患者天生在心房與心室間多出一個電訊號傳導路徑，創造電位給心臟的連續電迴路，造成突然的快速心悸。

破解心律不整

　　這些疾病的名字聽起來很令人困惑，但當你將醫療名詞解碼後，你就能了解它們牽涉了哪些部分：

- 顫動：混亂的電訊號
- 心房：心律不整從心臟的回流腔室（心房）開始
- 心室：心律不整從心臟的輸送腔室（心室）開始
- 上心室：失調從心室上方的心房內開始
- 竇：竇房結的另一種術語，心臟的節律器；當它

「生病了」，脈搏會在快（心搏過速）和慢（心
搏過緩）之間搖擺
- 心臟阻滯：電訊號從心房傳到心室時發生延遲或
暫停
- 心搏過速：快速的心跳，快於每分鐘100下
- 心搏過緩：緩慢的心跳，慢於每分鐘60下

有些心律不整是遺傳性的，代代傳承。常見的遺傳性心律不整有布魯格達氏症候群（Brugada syndrome）、長QT間期症候群（long QT syndrome）和短QT間期症候群（short QT syndrome）。有些研究表明，心房顫動可能也是遺傳而來。[3] 有遺傳性心律不整的患者就像非遺傳性心律不整，可能會經歷心悸、眩暈、短暫昏迷或呼吸急促的症狀。

不幸的是，對某些家庭來說，第一個不正常的跡象是有人沒有任何明顯的原因就突然去世，特別是那人年齡低於60歲。如果你有一等親——父母、手足或子女——被診斷為遺傳性心律不整，建議你轉介到有研究遺傳性疾病的心臟專科醫師，考慮後續的處置，包括可能的基因檢測。

3　A. A. Y. Ragab, G. D. S. Sitorus, B. B. J. J. M. Brundel and N. M. S. de Groot (2020), 'The genetic puzzle of familial atrial fibrillation', *Frontiers of Cardiovascular Medicine*, 7, p.14, doi.org/10.3389/fcvm.2020.00014

診斷心律不整

當你心跳不規律，醫師會回顧你的醫療史，並進行仔細的身體檢查。你可能會被要求做以下的檢驗：

- **心電圖**：診斷心跳問題的主要工具，因為它會顯示心臟各個腔室收縮和舒張的節律。但是，診所的心電圖可能無法記錄間歇性發生的心律不整，因為你不可能在它發生時一直待在診所。
- **霍特24小時連續心電圖（Holter monitor）**：這是台可攜式連續性心電圖紀錄裝置，可以用黏性貼片固定在你的胸部上。你將會被要求穿戴1～14天，並且在每次感到心跳變得不規律或快速時，按下按鈕做標註。
- **心臟超音波（echo）**：是種非侵入性的檢查，使用超音波來形成心臟和其深層構造的動態圖像。它可以用來排除心臟肌肉或瓣膜的問題。
- **運動壓力測試（Exercise stress test）**：這包含記錄你在跑步機上跑步或騎運動腳踏車的心電圖，來知道體力消耗是否會誘發心律不整。
- **驗血（Blood tests）**：它可以用來排除不正常的血液常規數值、甲狀腺問題或心臟肌肉失調。

誘發心律不整的原因？

在超過三分之二的人當中，心律不整是由自律神經系統誘發，也就是神經系統中控制大量我們不需思考或用意識控制的身體例行功能的部分。[4]別的先不提，自律神經系統控制我們身體如何應對壓力，以及此機制如何在休息與消化時運作——這是心律不整的兩種常見誘發原因。

壓力：交感神經系統支配「戰或逃」反射，讓你不需多想就能為活命而逃，或為存活而戰。這個反應的主要要素是釋放荷爾蒙腎上線素和皮質醇，加速心跳速率，增加輸送到你肌肉的燃料，確保它們已經準備啟動。許多有心律不整的人能想起壓力誘發症狀發作的場景。罪魁禍首可以是「被邀請來」的壓力，如做運動或喝杯咖啡或酒，或是工作的重要截止日期等不受歡迎的壓力。心律不整也可能由感染誘發，因為身體會同時遇到免疫反應和過度的壓力反應。

睡眠和消化：壓力的相反就是「休息和消化」模式，副交感神經系統讓你安穩進入深度放鬆狀態，好讓你的身體將食物轉換成能量，並在睡眠時恢復活力。在這過程中，身體

4　R. Nieuwlaat, A. Capucci, A. J. Camm et al. (2005), 'Atrial fibrillation management', *European Heart Journal*, 26 (22), pp. 2422– 34, pubmed.ncbi.nlm.nih.gov/16204266

的數種功能會平靜或慢下來，包括心跳和呼吸速率。主要控制副交感神經系統的神經叢是迷走神經（vagus nerve），它會從大腦連接到心臟和肺，並往下延伸到腸子，緊密連接這些器官。

把迷走神經想像成一條塞滿車的雙向高速公路，從大腦到腸子，再從腸子到大腦。在路上有個樞紐──心臟──當交通太擁擠時，車子可以在這休息。當電流運輸溢出並進入心臟達到一定程度時，它會誘發心臟節律性異常，如：異位搏動和心房顫動。

你可能沒意識到，電訊號是雙向移動的，但它們確實如此。當你吃大量的食物時，食道、胃和其他腸道器官的黏膜會拉伸，而拉伸會活化迷走神經。感覺神經會攜帶如吃飽的感覺等訊號，從腸胃往上到大腦；運動神經（motor fibre）回應時，會從大腦送出訊號到腸胃，如消化時下指令讓不同部分的腸道接連收縮（蠕動，peristalsis）。有些電活動會刺激心臟的神經。

我診所大部分有異位搏動或心房顫動的病人，會想起發作當下或之前正在吃大餐、喝酒、感覺脹氣、打嗝，或有急性胃痙攣或下腹痛。同樣的，當有些患者的異位搏動為重複頻繁發作的模式時，他們之中有些人發現，打嗝來排放肚子的脹氣能改善症狀。

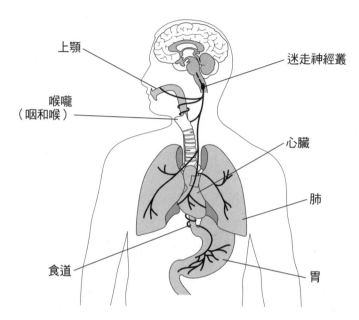

上顎

迷走神經叢

喉嚨
（咽和喉）

心臟

肺

食道

胃

腸胃—心臟—大腦（gut-heart-brain）的連結，能協助解釋有些心律不整會被脹氣和痙攣等腹部症狀誘發的原因。自律神經系統的神經纖維連接大腦和腸胃。神經電訊號沿著神經纖維雙向傳遞，而且會溢出到心臟神經，誘發心律不整。

　　當你在睡覺時，副交感神經系統也會沿著迷走神經傳送訊號，讓你的呼吸和心跳速率變慢，並靜下運動系統（motor system）。如果曾有個特別強烈的副交感神經誘因——如前幾個小時做困難的運動鍛鍊，或吃一頓大餐——接著急遽上升的迷走神經活動可能會引發心房顫動，讓你因為

心悸從睡夢中突然清醒。這種形式的心房顫動，稱作**迷走神經性心房顫動**（vagally mediated A Fib），常見於30 ～ 50歲的年輕人。

你或許能透過了解你的誘因並加以避免，以控制不正常的心跳。避免吃大餐、超量的咖啡因、狂喝酒、劇烈鍛鍊，或是減少壓力，都可以改善症狀。寫日記能幫助你更注意誘因。

睡眠障礙與心律不整間的關聯

有些睡眠時發作的心律不整並非由休息誘發，而是壓力。患有**阻塞性睡眠呼吸中止症**（OSA）的人正是如此。這種疾病會在睡眠時暫時阻塞呼吸道，造成患者呼吸暫停。空氣不足會猛然啟動交感神經系統，會令他們驚醒，倒吸一口氣，才能再次入睡。

你可能聽完這件事後，覺得自己似乎沒有經歷過類似的事情，但有些有呼吸中止症患者之所以沒注意，是因為其身體為空氣大力喘息時，意識並非完全清醒。對這些人來說，最明顯的症狀應該是過多的瞌睡，清醒時的疲勞，或早上起床時經常會頭痛。另一個跡象是嚴重打鼾，可能會大聲到吵醒伴侶或家族成員，但打鼾者還在睡。詢問你的枕邊人或其

他同住者，你是否會打鼾，這件事值得一試。

　　睡眠呼吸中止症會引發身體的壓力反應，並引起心房顫動和其他心律不整，通常每晚會發生多次。想像你正在過馬路左右張望，然後突然看見一輛大卡車高速朝你駛來，你會心臟狂跳並屏住呼吸，對吧？接著，你的自律神經系統會理所當然釋放大量遽增的腎上腺素及皮質醇，因為它可能剛好能讓你閃過大卡車。不過，只要你讓自己回歸安全，再次決定要嘗試過馬路，左右張望，然後突然看見大卡車朝你奔馳，你的心臟又會再次狂跳。你再讓自己回歸安全，再次嘗試過馬路──又一輛大卡車。這就是你的心臟在晚上被睡眠呼吸中止症持續打斷時所承受的壓力。在不斷脫離睡眠緩慢心跳和呼吸速率的狀態下，這些重複的低氧、高腎上腺素和皮質醇衝擊會引發心律不整，最常見的是心房顫動。

　　睡眠呼吸中止症與其他心臟問題之間也有很明顯的關聯，因為睡眠呼吸中止會造成血氧濃度持續波動，有可能會導致動脈發炎、血流阻塞、胰島素阻抗和高血壓。

　　過重或肥胖的人罹患阻塞性睡眠呼吸中止症的風險較高，因為胸膛和頸部尺寸較大，會增加氣管擠壓的可能性。在平躺睡覺，以及在身體肌肉較放鬆的快速動眼期（REM）睡眠時，睡眠呼吸中止症較易頻繁發作。

　　如果你會打鼾，有過重或肥胖情況，又有糖尿病或高血

壓，你應該要請醫師檢查睡眠呼吸中止症。治療睡眠呼吸中
止症的首要方法是減重，另外在夜間配戴能持續提供氣道正
壓（CPAP）的面罩也很有幫助，並也能減少心律不整的症
狀。

治療心房顫動和
其他心律不整的方式

罹患心房顫動會增加你中風的風險，所以醫師會評估此
風險，並在有必要時開立抗凝血藥物（能協助預防血液凝
塊）以減少風險。然而，治療心房顫動與其他心律不整的原
則目標是要復原心臟的節律。有鑒於這些疾病幾乎都是由自
律神經系統所引起，選擇做出生活型態的改變（包含避免壓
力），能大幅改善發作的頻率和症狀。

當生活型態改變無法作出足夠的改善時，醫師可能會開
立其他藥物。如果你看起來似乎在心臟狂跳之外沒其他症
狀，合理的策略是服用開給心臟節律異常的最常見處方，如
乙型阻斷劑或鈣離子通道阻斷劑等心跳控制藥物，以維持健
康的心跳速率（低於每分鐘100下）。

乙型阻斷劑：這些藥物會阻斷腎上腺素這種荷爾蒙去接
觸心臟細胞的受器，讓心跳速率慢下來，減少收縮的力量，

以此降低發展成心律不整的風險。這些藥物的英文名稱字尾是「-lol」，如畢索洛爾（bisoprolol）、美托洛爾（metoprolol）或卡維地洛（carvedilol）。

鈣離子通道阻斷劑（CCBs）：這些藥物包含迪太贊（diltiazem）和維拉帕米（verapamil），可以預防鈣離子進入心臟的肌肉細胞。心臟細胞內若有過多的鈣離子，會導致異位搏動，因此減少鈣離子能幫助調節心跳。

醫師將和你進一步討論這些藥物和其他選擇，來幫助你了解每一種藥物的優缺點。當生活型態改變和藥物對減少症狀發作已經無效時，你還有其他選擇讓心臟節律有機會回復到正常狀態。

電擊心律調整（electrical cardioversion）：這方法是將電擊脈衝傳送到心臟，重設其節律。電極片會放在胸腔上，然後送出校正電流，以停止心律不整，你在過程中會被全身麻醉。

心導管電燒術（catheter ablation）：你的心臟專科醫師（其中的電氣生理師，electrophysiologist）會辨識心臟裡引起不正常電訊號的特定區域，冷凍組織（冷凍消融術，cryoablation），或是燒灼組織（射頻燒灼術，radiofrequency ablation）。[5]這樣會產生疤痕組織來阻止不正常的訊號發生。電燒術的實施方式是在腹股溝做微創切口，將電線穿入至心臟來施做。過去幾年，這方法有極大的進步，使用電燒術能治癒95％以上的心房撲動、上心室心搏過速和症狀明顯的、頻繁的心室異位搏動。

有一點需額外提醒：用電燒術治療心房顫動的成功率普遍較低，落在約50 ～ 80％之間，[6]所以當討論你是否適合這治療時，你的心臟專科醫師需要知道你罹患心房顫動的時間、你的心臟腔室大小及其他因素。如果能改變生活型態，尤其是能幫助反轉與代謝症候群相關因素（見第4章「心臟病發作是什麼」）的改變，可能會大幅增加你治療成功的機會。且在許多案例中，要阻止心房顫動發作，唯一需要的行動就是改善你的生活型態。

5 P. B. Lim, D. Robb and P. D. Lambiase (2012), 'Electrophysiology and ablation of arrhythmias', *British Journal of Hospital Medicine*, 73 (6), pp. 31– 8, pubmed.ncbi.nlm.nih.gov/22875320

6 A. Sau, J. P. Howard, S. Al- Aidarous et al. (2019), 'Metaanalysis of randomized controlled trials of atrial fibrillation ablation with pulmonary vein isolation versus without', *JACC Clinical Electrophysiology*, 5 (8), pp. 968– 76, pubmed.ncbi. nlm.nih.gov/31439299

個案討論：**羅伯特**

　　這些年來，我有很多病人描述過，他們不僅在吃大餐和心室顫動之間找到清楚的連結，更發現特定食物和他們心跳的變化有關。我遇過最特別的案例是羅伯特，他年約四十歲中段，每次他外帶泰國菜食用後，就會誘發心房顫動—不是日式美食、義大利菜或其他類型的美食。

　　是不是因為味精（MSG）？還是對檸檬草或其他泰國美食特有的食材毫無耐受性呢？我不知道。

　　我知道的是，大概有兩年期間，當他吃泰國菜時，確實會心房顫動，不過尚未發展成誘因更不明顯、症狀更嚴重的規律心房顫動。此時我們合理認為該決定做電燒術來治療他的心律不整了。自從手術後，他就再也沒發作過心房顫動，且現在能再次享用泰國菜了。

　　這案例顯示，我們還有許多東西要學，以了解心律不整和它們的誘因。

　　心臟節律器：心臟節律器是一種植入式裝置，能產生電脈衝並傳送到你的心臟腔室，以收縮腔室，產生心跳。這種小型裝置包含電池、電腦迴路和一條或多條直接連接在

心臟肌肉上的電線,稱為電極導線(pacing electrode)。它們通常會被植入在體內左鎖骨下方。

　　一般來說,會植入心臟節律器的人主要罹患心搏過緩、正經歷頭暈、呼吸困難或暈厥。有些造成心跳過慢的原因並不需要心臟節律器就能恢復,如甲狀腺功能低下、感到寒冷,以及服用乙型阻斷劑或鈣離子通道阻斷劑(CCBs)等,排除這些成因相當重要。通常治療其他疾病或停藥時,心跳速率會回復正常,並完全解決症狀。心跳過慢也可能源自於傳導組織(conduction tissue)的疾病,常見於老化的心臟、心臟病發作的肌肉損傷或者是肌肉無力(心肌症,cardiomyopathy)。

　　但是,心跳速率低於每分鐘60次並不足以成為植入心臟節律器的理由。對強健、健康的成人來說,心跳速率低於每分鐘60下是很正常的,睡覺時尤其如此。只要你沒有和心搏過緩相關的頭暈,通常會被視為正常狀況。

　　植入式心臟去顫器(ICD):你可能會想起你曾在城鎮各處看過設置的去顫器,特別是機場、學校和運動場等地方。它們通常被放在箱內,標示電「擊」(shock)符號的綠色心型,這是國際復甦聯合委員會(ILCOR)的去顫器標籤(按:台灣則為紅底、白字的AED字樣搭配新型圖案,內有閃電,指緊急去顫器AED)。如果有人因非常快速的

心跳節律而失去意識（心跳停止，cardiac arrest），可將去
顫器的電極片貼在胸上，傳送電擊給心臟，讓它恢復正常節
律。ICD基本上是這類裝置之一，包裝在一個小得多的盒子
裡，然後植入你體內，通常是你左鎖骨的下方。如果你曾心
跳停止過，或被認為未來心跳停止的風險很高，醫師可能會
建議你使用植入式心臟去顫器。

　　植入式心臟去顫器通常會由專科醫師在心導管室
（cardiac catheter laboratory）裡實施植入。若要做**經靜脈植
入式心臟去顫器（transvenous defibrillator）**，會在鎖骨下
開一個切口，接著植入約碼錶大小的去顫器。接著，去顫器
的電極導線會透過靜脈穿到心臟，如果有需要，電極可能也
會從一條稱作冠狀竇（coronary sinus）的靜脈穿到左心室，
以確保心臟節律器傳送的電脈衝能讓心室同步跳動。若是**皮
下去顫器（subcutaneous defibrillator）**，電極導線就不是穿
進靜脈，而是插入皮膚下方。

　　不論你和醫師選擇哪種方式來治療你的心律不整，你可
以做一些事以減少心跳異常對心臟健康的影響——特別是了
解你的誘因，控制住風險因子，且如果你罹患阻塞性睡眠呼
吸中止症，請接受相關治療。你也可以更注意異常心跳，協
助醫師一同處理病症，方法有得知自己的典型脈搏，或在負

擔得起的情況下，投資一台能記錄你心跳的裝置。

　　當然不是所有心悸都與心律不整有關，它們有時會是暈倒魔咒的前兆——與心臟和血壓相關的疾病，我們將在第6章深入探討。

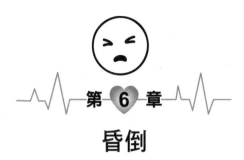

第 6 章

昏倒

　　想像家族聚會時圍繞著一桌豐盛的大餐——不論是聖誕節大餐，或有一堆擺盤菜的烤火雞和烤馬鈴薯的感恩節午餐；或韓國豐收節慶的燉牛小排、甜年糕搭配米酒（按：Korean harvest feast，也就是韓國傳統節日「秋夕」）；又或是波斯新年野餐的香料飯搭配炸魚和葡萄葉包飯（按：Persian new-year picnic，也就是伊朗傳統過年節日「Sizdah Be-dar」）。食物和飲料都很豐盛，大家的「休息和消化」反應佔了上風，讓他們相繼打起了瞌睡，然後奶奶說她不太舒服，起身，覺得頭暈，然後就昏倒（faint）了。

　　當她甦醒後，她沒有方向感，並抱怨有心悸，有些人覺得她可能是癲癇發作或心臟病發作，其他人則擔心她可能跌倒時摔斷了骨頭。他們叫了救護車，並將她送往醫院。

　　經過一連串的檢查，過了幾個小時後，醫師對一群擔心的親戚解釋，他們的女當家有飯後低血壓，並經歷了暈厥（syncope，唸作「辛——扣——匹」）。那是什麼？

我們將在本章學到心臟疾病和血液循環要怎樣才會造成失去意識和昏厥。這令人害怕，但只要了解你會昏倒的原因跟容易如此的時機，你就有能力保護自己免於傷害。

失去意識、昏厥和暈厥之間有什麼差別？

當大腦維持意識的區域受損時，就會失去意識（loss of consciousness）。

如重摔或意外的頭部外傷，會造成你失去意識較久。心跳停止或中風會阻斷氧氣對部分大腦的供給，久到足以使大腦的意識中心停擺。大腦嚴重感染、過度使用藥物或酒精時也會如此。在這些案例中，失去意識會持續幾小時、幾天或幾週，人們會在醫院的加護病房中恢復意識。

「昏厥」（blackout）這個詞是用來描述短暫（transient）失去意識。昏厥通常發生得很突然，也恢復得很快，通常在幾分鐘內恢復。原因可能有：

- **癲癇**（epilepsy）：一種大腦的疾病
- **暈厥**（syncope）：一種血液循環的疾病
- **精神性假性暈厥**（psychogenic pseudo-syncope）：一

種複雜的精神疾病，看起來有短暫地失去意識，不過血液仍正常流入大腦，大腦的放電功能也很正常。

過去，研究人員預估約有四分之一被診斷為癲癇的人並非經歷癲癇，而是暈厥。全球僅不到1％的人罹患癲癇，[1]相對之下，有40％（甚至以上）的人會在一生中至少經歷一次迷走神經性暈厥（vasovagal syncope）。[2]

迷走神經性暈厥這術語是指由低血壓、低心跳速率或這兩種因素綜合造成的昏厥發作。心因性暈厥（cardiac syncope）則是一種有潛在生命威脅的昏厥原因，流入大腦的血流受到損傷，通常由心律不整所引發（見第5章），沒這麼常見，所以本章重點是迷走神經性暈厥。

昏厥檢核表

如果你會昏厥，請諮詢醫師來發掘原因。在你預診前，請先思考自己的昏厥病史，因為這訊息能

1　A. P. Fitzpatrick and P. Cooper (2006), 'Diagnosis and management of patients with blackouts', *Heart*, 92 (4), pp. 559– 68, www.ncbi.nlm.nih.gov/pmc/articles/PMC1860900

2　R. M. F. L. da Silva (2014), 'Syncope', *Frontiers of Physiology*, 5, p.471, www.ncbi.nlm.nih.gov/pmc/articles/PMC4258989

幫助醫師做出精確的診斷，並發展出適合你的治療方案。以下幾點的相關記錄可能會有幫助：

- 你昏厥的頻率？
- 引起你昏厥的原因？
- 你需要多久時間才能甦醒？
- 在昏厥發生前的1分鐘、5分鐘、30分鐘和4小時，你在做什麼？
- 你規律服用的藥物有哪些？
- 通常你每天攝取多少水、咖啡因飲料和酒？
- 昏厥前有沒有警告信號？可能包括頭暈、流汗、臉色發白（蒼白）、心悸或噁心
- 家族中是否有人在60歲前曾失去意識或突然死亡的病史？

在三個明確的昏厥原因之中，為了確定導致你失去意識的原因是哪一個，醫師會和你一起回顧病史、幫你做檢查及一些檢驗。要分辨造成失去意識的病因是迷走神經性暈厥、癲癇還是其他狀況，你的病史是診斷測試（diagnostic test）當中最重要者。

迷走神經性暈厥 VS 癲癇

	迷走神經性暈厥	癲癇
病史		
對昏厥的描述	有持續幾秒或幾分鐘的昏厥警告信號；僅在坐姿或站姿下發生的昏厥；孩童時期長期有容易「昏倒」的傾向；昏厥發作的時機傾向在天氣溫暖、所在處擁擠、大餐後（飯後）、脫水或抽血時	突然發作，可能失去意識或否
症狀	噁心、視線模糊、能聽到遠方的聲音、快速心悸、呼吸會喘、覺得溫暖且需要「新鮮的冷空氣」	暫時的混亂狀態、手臂和腳有無法控制的痙攣性動作、如咂嘴、眨眼等重複的身體動作、沒有聚焦地茫然盯著、害怕、焦慮、感到既視感
誘因	久站（增加堆積在腳的血液）、從蹲姿或躺姿迅速站起、吃大餐、喝酒、熱曝露、極度恐懼、壓力、焦慮、疼痛、抽血	缺乏睡眠、疲勞、喝酒、沒有吃藥、壓力
臨床觀察（檢查）		
血壓	低（<100/70mmHg）或介於低到正常（100～120/70～85mmHg）；站著時數值可能會更低	通常正常；通常依病史診斷
診斷測試	心電圖、霍特24小時連續心電圖或心臟超音波、運動壓力測試、傾斜床測試	MRI 大腦掃描和腦波圖（EEG）

暈厥時發生了什麼事？

最常見的暈厥型態是**迷走神經性暈厥（vasovagal syncope）**，其英文名稱源自於連接血管（vaso-）與迷走神經（-vagal），後者是副交感神經系統，連接大腦到心臟、腸胃和膀胱、皮膚、汗腺和眼睛瞳孔等更遠處，是訊息的超高速公路。這種型態的暈厥發生在自律神經系統為了應對誘因而暫時故障，結果心臟會跳得更慢，血管會擴張，且血液會積聚在腸胃和腿部的大血管內。這會導致低血壓和心跳變慢（心搏過緩）。一般來說，若血壓降到60/40mmHg，你就會昏倒。

當你的血壓如此下降時，你會馬上感到不舒服，在昏倒前可能會有心悸和頭暈、眩暈、流汗、冒冷汗、噁心或嘔吐。如果你馬上坐下或躺下，讓你的腳維持抬高，或許能阻止自己失去意識。

昏厥和血壓

如果你有買一台血壓機（見第2章「血壓是什麼」一節），你可以記錄一連串的數值來確認你是否有低血壓，或是姿勢變換造成的血壓降低（直立性壓力，orthostatic stress）。

1. 測量3次（間隔5分鐘），全都以躺姿測量。
2. 站起時立刻測量。
3. 測量5次（站起後5～10分鐘），腳打開與肩同寬，手放在身體兩側，不要動。
4. 記錄你的感覺：眩暈、頭暈、頭昏眼花、嘔吐、還是完全沒事？

如果你站立時血壓降到低水平（收縮壓低於100mmHg），而且有其他症狀，那你很有可能會傾向有迷走神經性暈厥。把你測量的數值和紀錄告訴醫師。

當你的血壓降到極低的數值，加上你又筆直坐著或站著時，身體或許是為了恢復血壓而選擇昏厥這策略。失去意識時，肌肉張力會放鬆，通常會使身體倒地，姿勢呈現水平或接近水平，因地心引力而積聚在腿部的血液就有機會回到心臟，提高血壓並改善血液循環，恢復意識。

當暈厥的診斷是根據你的病史、臨床檢查和心電圖數據做出時，你和醫師就可以信任這結果。如果有任何疑慮，你可能會被要求穿戴霍特24小時連續心電圖過夜，來找到你昏厥時的心臟節律。

你可能會被轉介去做**傾斜床測試**（**tilt-table test**）。在

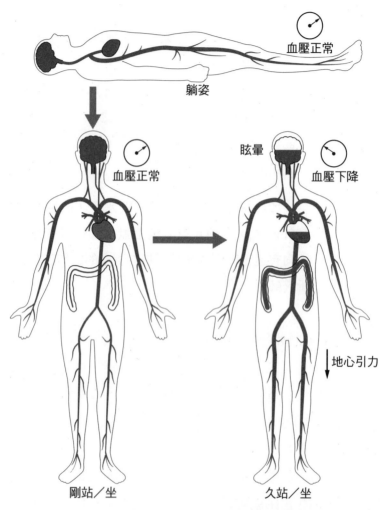

久站／坐以後發生什麼事

1. 地心引力讓血液積聚在下肢
2. 心臟裡的血液變少
3. 血壓下降，引起眩暈、流汗、噁心和心悸

此測試中，你會被要求在傾斜床上以臉朝上的方式躺著（仰臥）。接著，床會傾斜，頭抬高到角度70度。如此會迫使血液突然積聚在你的腳部靜脈，由於姿勢改變，或許會引起暈厥。測試過程中，你的血壓和心跳速率會被監控，讓醫師觀察它們的改變。

　　下列圖表顯示某人因懷疑有昏厥而做傾斜床測試的生命徵象觀察（vital observations）。圖片顯示出他的收縮血壓值（上面的線）和舒張血壓值（下面的線）的起伏。躺下5分鐘後，傾斜床開始上抬（第一條鉛垂線）。此時，血壓初次提高，接下來到14分鐘時，病人說他有眩暈和噁心的症狀（鉛垂線症狀標記）接下來的2分鐘，症狀逐漸惡化，直到血壓從110/70急遽下降到45/30時，病人失去意識。

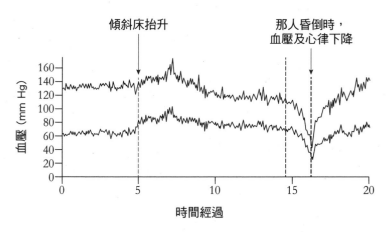

迷走神經性昏厥患者的傾斜床測試

沒有「只是昏倒」這種事

我曾管理過倫敦帝國學院暈厥診斷單位（College London Syncope Diagnostic Unit）超過10年以上，它是倫敦中最大的暈厥單位之一。我報告了8,000多件傾斜床測試，並見過更多病人。

這經驗使我得知，儘管暈厥如此常見，仍幾乎老是被誤傳和誤解——不管是病人或醫師皆然。每當有人歷經無法解釋的昏厥，且有著紅色警戒症狀（red flag）時，應該要作為緊急醫療事件來處置。當他們經常昏倒時，可以尋求治療來減少昏倒——透過改變生活型態，或在某些案例中會透過藥物。但有太多醫師告訴他們的病人，這只是昏倒而已，多喝水、放輕鬆，你會沒事的。暈厥的人聽到這樣就會想，醫師根本不知道我經歷了什麼！多喝水怎麼可能幫助治療有生命威脅的疾病？放輕鬆是要怎麼治好令人疲憊的慢性症狀？

如果你最近有經歷暈厥，你會記得那是什麼感覺：太可怕了。很多昏厥前的感覺（前驅症狀）似乎都指向了嚴重的心臟問題，如心臟病發作。心悸。呼吸急促。感覺非常熱。流汗。眩暈和噁心。焦慮不斷升起徘徊。這些壓力症狀是你身體的「戰或逃」反射，由於你血壓掉得太快而啟動。

警告！暈厥的紅色警戒症狀

　　暈厥所發生的特定症狀應該被視為「紅色警戒」，因為它們可能是心臟心律不整或嚴重瓣膜缺陷（valve defect）的徵兆──也就是心因性暈厥，此症狀會引發持續很久的意識喪失或突然死亡。

　　如果你經歷了以下症狀，尋找緊急處置：

- 無預警的暈厥
- 暈厥導致受傷
- 運動時的暈厥
- 突然的快速心悸後暈厥

　　沒有「只是昏倒」這種事──這是「暈厥信任和反射缺氧性癲癇慈善機構」（STARS）的口號。由於有這麼多人在人生階段經歷了暈厥，我們都需要學習更多暈倒的相關事物以及預防它的方法。我為此架設了 stopfainting.com 網站，如果你有興趣學習更多阻止暈倒的方法，我會推薦你看看。

預防迷走神經性暈厥

　　如果你強健又健康，沒有任何其他疾病，你可以使用一些簡單的策略來有效處理迷走神經性暈厥。

127

- **保持攝取足夠水分**：喝大量液體──目標是每天 2.5 ～ 3 公升，足以讓尿液顏色維持清澈的量。
- **飲食中攝取多一點鹽分**：這會幫助增加你體內循環的血液量。當你攝取鹽分（鈉），你會覺得口渴並喝更多水，這可以預防你脫水。請確認你沒有高血壓再這樣做。值得一提的是，大多數迷走神機性暈厥的患者，血壓數值介於低與正常之間，通常在 100/60 ～ 110/70mmHg。
- **避免誘因**：很多常見誘因很容易避免。避免站太久或太快站起來，或如果你在做血液檢查時容易暈倒，就在檢查時躺下。
- **改善由腳回流至心臟的血流能力**：做等長運動（isometric exercise），如夾緊臀部，或讓大腿前側和小腿繃緊（按：等長肌肉是一種對抗特定施力、維持靜態姿勢的運動，如舉重、棒式、瑜珈等為常見例子）。這就像是「擠壓」積聚在你腿部的血液，往上回到心臟和大腦。你或許能考慮穿壓力襪，這也能促進血液從腿回流到心臟。找漸進式的大腿襪或褲襪，壓力為第二級（grade 2，25-35mmHg）
- **辨識出你的前驅症狀**：這是指發作前的症狀。可能包括感到熱或眩暈。應對方式有坐下、躺下或做等長運

動。一旦你感覺可能會昏倒，請馬上坐下——就算是
在公車站或超市的排隊隊伍。這樣做可以避免跌倒所
造成的顯著受傷。

- **回顧你的藥物：**如果你有服用高血壓藥物來降血壓，
可能需要改變，請和醫師溝通。

如果這些簡單的測量方法無法減少暈倒的發作，而且你
的血壓仍然很低，那醫師可能會選擇開立藥物來調提高你的
血壓。這些藥物可能是稱為邁妥林（midodrine）的血管升
壓劑（vasopressor），它會透過緊縮血管來運作，或另一種
是類固醇藥物氟氫可的松（fludrocortisone），它會刺激腎臟
吸收更多鹽。兩者皆會提高血壓並減少迷走神經性暈厥發作
的頻率。

大腦掌管身體的力量

其中之一最難診斷（且很難處理的）暈厥疾病是**精神性
假性暈厥（psychogenic pseudo-syncope）**。不同於暈厥，患
者看起來失去意識，但卻並非真的失去意識。更令人混淆的
是，用來描述及診斷此疾病的術語相當多種，包括轉化症
（conversion disorder）、非癲癇性發作（non-epileptic attack

disorder）和功能性暈厥（functional syncope）。

　　精神性假性暈厥的人有正常的血壓、心跳速率和腦電模式（electrical brain pattern）。儘管如此，仍會明顯失去意識，有時，昏厥會伴隨著不尋常的動作、運動或感覺功能受損。

　　目前不完全清楚其發生原因。有些罹患精神性假性暈厥的人，也同時有焦慮或憂鬱症狀。或許他過去曾有造成精神創傷的事件，造成傾向將情緒壓力用身體症狀的方式表現出來。但有時明顯因素並不存在。情緒是如何對身體產生如此強大的生理影響，仍是一個非常難以理解及溝通的概念。

　　最好的診斷工具通常是病史。如果你經常發作，多到一天會有好幾次，那你是精神性假性暈厥的可能性遠遠更高，因為迷走神經性暈厥沒那麼常發作。如果傾斜床測試會引起症狀，儘管你的心跳速率或血壓沒有明顯的變化，也能確認你的診斷。

個案討論：茱莉亞

　　茱莉亞是表現優異的18歲人士，她走進我的辦公室來討論暈厥症狀的治療。她從小會很偶爾暈厥，通常是天氣較熱，特別是當她喝水不夠時——這非常明顯就是迷走神經性暈厥的案例。在她搬出家裡讀大學，並參加划船社後，她過去幾年的狀況變得更差。當她告訴我，她的昏厥只發生在學期期間，並且一天好多次時，我把筆放下。是時候停止寫筆記，並展示敞開且信任的態度，好讓茱莉亞表達她故事的全貌。這不是迷走神經性暈厥，而是其他病症。

　　我鼓勵她告訴我，她的經歷是如何延宕她對大學的期待。她說，她對所面對的挑戰感到焦慮，無論是課業或是運動員的身分皆然。她從中學時就在划船隊，投入她大多時間來訓練和競賽，而且一直表現最好。現在，她怕她表現不足以參與其他的比賽——有些社團成員們正在訓練以取得奧運賽資格。而且她也同樣認為她的課業落後其他人。暈厥讓事情變得更糟了，她覺得應該要控制住暈厥。

　　我們聊到她的大腦是如何被活化為「迴路煞車」（circuit breaker），造成她罹患類似迷走神經性暈厥的症狀，但實際上，症狀是由完全不一樣的機制所造成。這幫助她在三個月內就明顯減少精神性假性暈厥的發作次數。

與暈厥共存

暈厥或許是最常見的心血管問題，但它很容易治療。

請你協助醫師做精準且正確的診斷。當你就醫時，帶著寫好的昏厥檢核表，請你的家人和朋友告訴你，當你昏厥發作時，你的狀況如何，好讓你能和醫師分享這資訊。請考慮買一台血壓機（見第2章「血壓是什麼」一節），以便你記錄坐著和站著時的血壓，還有心跳速率及其他症狀。最重要的是，記得紅色警戒症狀（見本章前述），一旦發生便緊急注意它們。

照顧好你的身體和自身。辨識誘因並避開它們，請牢牢記住，不管是什麼種類的暈厥，壓力是重要的誘因。

記得丟臉但意識清醒總是好過受傷和失去意識。這表示當你感到昏厥的警告症狀時，你需要提早採取避免昏厥行動——無論在哪裡都立刻坐下或躺下。把你的安全擺在第一順位。

承認你的診斷，並幫自己設定符合實際的復原期待。不管是迷走神經性暈厥或精神性假性暈厥，了解你的診斷對改善症狀至關重要。恢復的旅程可能起起伏伏，但你會康復的。你可以想像未來不再有頻繁的暈倒魔咒，然後對未來保持樂觀，就能幫助自己成功長期掌控症狀。

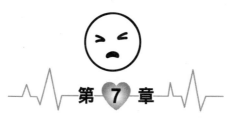

第7章

讓心臟健康的飲食

我們在前面幾章看到不同的症狀如何影響心臟和血液循環系統。我曾在其中提到，改變飲食可以明顯減少心臟問題變嚴重的機會，而在一些案例中，飲食實際上能穩定或減少現有的心臟問題。有些飲食改變與特定的狀況有關——比如你發現咖啡因通常會引起心悸，那就在飲食中剔除它——你還有很多方式能改變飲食，讓你的心臟更健康，提供它所需的燃料以運作更久。

發展出「心臟有益」的飲食一直以來是醫學界的聖杯。不幸的是，直到最近，科學社群和政府的指引給予的建議仍然並非總是最好的。是時候改變這狀況，並給你一個更好的菜單，以幫助你的心臟健康了。

忘記食物金字塔吧

回到1940年代，一位美國醫生安索·基斯（Ancel Keys）擔憂受心臟病發作所苦的同胞有多少，所以他決定要調查七

個不同國家40～59歲男性的健康與習慣──美國、芬蘭、希臘、義大利、日本、荷蘭和南斯拉夫（今為克羅埃西亞和塞爾維亞）──來找出是什麼原因讓某些男性的心臟承受更大的風險。研究的結果讓基斯深信，南歐人飲食比北歐人飲食更能保護男性的心臟。因此便誕生了所謂的「地中海飲食」──適度油脂、新鮮魚類為主的飲食。

值得一提的是，地中海飲食的最初形式確實能保護心臟。它攝取的油脂是特級初榨乾欖油和橄欖，只吃少量用傳統方式製作的全麥義大利麵和麵包。[1]當然，飲食只是整體的一角──其他因素還有如規律運動、曬太陽和良好的睡眠，當然也還有強烈的社群意識，現在已知對長壽有助益。然而，當這份七國研究完整發表後，[2]建議事項變成了簡單的表格：食物金字塔。你或許會記得這些舊的金字塔，特色是底部畫一籃滿滿的麵包。許多人誤認地中海飲食連結到大碗義大利麵和沾滿醬汁的麵包，而食物金字塔並沒有改變情況。碳水化合物為主的飲食就此誕生並流行。

放在金字塔頂端的油脂被直接定位為有害，很多國家制

1 I. Shai, D. Schwarzfuchs, Y. Henkin et al. (2008), 'Weight loss with a low-carbohydrate, Mediterranean, or low- fat diet', *New England Journal of Medicine*, 359, pp. 229– 41, www.nejm.org/doi/full/10.1056/nejmoa0708681

2 A. Keys (ed.), (1980), *Seven Countries* (Cambridge, MA: Harvard University Press)

訂計畫，鼓勵人們開始食用低油脂版本的食物來促進健康。而在大部分人的飲食中，碳水化合物取代了脂肪，尤其是宣稱食物的飽和脂肪含量高會提高心臟問題的風險以後；而碳水化合物似乎是得到了健康專家的認證印章。這個金字塔的簡易明瞭相當吸引人，使得美國心臟協會（American Heart Association）有好幾年准許食物製造商將「心臟有益」的標籤貼在含糖量極高又不健康的盒裝穀片——相當於糖果棒——僅僅因為這些產品的脂肪含量低。

然而，食用低油脂飲食的建議並沒有改善人們的健康。大家變得更胖，也更不健康，罹患心臟疾病的人數也繼續上升，在1980年代早期，當英國發表第一分低油脂飲食指引時，約6％人的身體質量指數（BMI）是25以上，並被歸類為過重或肥胖。才過了一個世代，這個表格就以十倍的數量遽增，而現在英國63％的成人過重或肥胖——代表此時過重或肥胖變得比健康的身體體重更「正常」。世界衛生組織將全球持續上升的肥胖率歸類為「流行病」，英國國民健保署的執行長稱之為「新版的吸菸」。

理所當然的，過重會對心臟產生更多傷害。但傷害不只是身體的重量衝擊著心臟。堆積在肚子的脂肪（中央型肥胖，central adiposity）與更多脂肪積在肝臟及胰臟有關，這也就是胰島素阻抗和第二型糖尿病的根本原因。換句話說，

脂肪是一種跡象,你的體內正發生一些事情,讓心臟產生風險。

不是所有卡路里都是平等的產生

較新的研究顯示,事實上,需要限制碳水化合物才能減重,並增進心臟健康。

若想像脂肪斑塊黏在動脈壁上並「堵塞」或「堵住」,這項研究結果會看起來違反直覺。然而,卡路里若是由蛋白質或脂肪產生,對你身體的發炎影響會少於碳水化合物。

為什麼會這樣呢?組成碳水化合物的基礎是糖分子**葡萄糖**,是身體給細胞的基礎能量包,當你吃麵包、米飯、馬鈴薯、義大利麵和早餐穀片等碳水化合物時,你的腸胃會將這些碳水化合物分解成一包一包的葡萄糖,它們會被你的腸胃快速吸收進你的血液。所以當你吃碳水化合物時,血液中的葡萄糖值會快速增加——在吃完的30～60分鐘內。

你的身體不喜歡血液裡有大量的糖,所以一旦胰臟(一枚位於你的胃和脊椎之間的腺體)偵測到血糖高峰,就會製造胰島素這種荷爾蒙,胰島素會傳送訊號,讓身體的細胞吸收過多的葡萄糖,幫助你的血糖值恢復正常。如果你大部分的細胞不需要立即提高能量——當你在「休息和消化」模式

時通常也不需要──身體會儲存這能量以供之後使用，有些多餘的葡萄糖會轉化成肝醣，並儲存在肝臟和肌肉，剩下的會轉化成三酸甘油脂，並儲存在你的脂肪中。所以，你吃愈多過量的碳水化合物，你的體重就增加愈多。低葡萄糖而高蛋白質或脂肪的食物不會以這種方式增加你的血糖值。

記住這件事，我們再來思考一份典型的「健康」西式早餐，有一片乾的黑吐司，一碗麥麩穀片（barn flakes）加牛奶，和一杯蘋果汁。這一餐的碳水化合物會快速被你的腸胃分解成葡萄糖的構成元件（building block）。事實上，這份碳水化合物很多的早餐會分解成相當於16茶匙的糖。過量的葡萄糖大部分最終會變成脂肪。

早餐含有幾茶匙的糖[3]

食物	量	糖的茶匙量
一片黑麵包	30 克（1 盎司）	3
一碗麥麩穀片	30 克（1 盎司）	4
搭配麥麩穀片的牛奶	125 毫公升（5 液量盎司）	1
一杯蘋果汁	200 毫公升（8 液量盎司）	8
總共		16

3　D. Unwin, D. Haslam and G. Livesey (2016), 'It is the glycaemic response to, not the carbohydrate content of food that matters in diabetes and obesity', *Journal of Insulin Resistance*, 1 (1), art.a8, doi.org/10.4102/jir.v1i1.8

更糟的是，這頓早餐會將你這天變成脂肪儲存日，因為胰臟製造的大量胰島素最終會減少你的血糖濃度到一個程度，大約是餐後的幾小時，你的身體再次開始尋找能量。但你先前吃的東西已經無法再輕易提供燃料給你的細胞；因為它已經儲存在你的肝臟、肌肉和脂肪當中。因此你會渴望吃點心。你可能最終整天都如此，讓你的身體經歷大幅波動的碳水化合物消耗和血糖邊增，接著透過胰島素邊增來將葡萄糖鎖在你的肝臟、肌肉和脂肪中以降血糖。

由於過去幾十年實施的反脂肪飲食指引，許多成人從小就習慣這樣吃，一天中經歷了一連串的糖邊增（sugar rush）。小孩的身體比較能利用這些糖，因為他們正在成長，而且他們的細胞一整天都持續需要能量。然而，這會造成大腦太頻繁尋求糖高峰，並一點一滴傷害心臟。[4]如果我們從小就習慣被「款待」（或款待自己）碳水化合物或富含糖分的食物，如甜食、巧克力或蛋糕，要打破糖分攝取和舒適感的連結是很困難的。但我們必須突破這習慣，以利心臟健康——而且我們應避免給予小孩這樣的習慣。

4　H. Ning, D. R. Labarthe, C. M. Shay et al. (2015), ‘Status of cardiovascular health in US children up to 11 years of age’, *Circulation: Cardiovascular Quality and Outcomes*, 8 (2), pp. 164–71, doi.org/10.1161/ CIRCOUTCOMES.114.00174

胰島素效果

一切會愈來愈糟。當你正在吃高碳水化合物的食物，而且還沒有規律運動來對付過多的葡萄糖時，你的身體將會產生過多的胰島素。高胰島素濃度實際上會妨礙身體將脂肪分解成能量。所以你的身體如果平常就產生愈多的胰島素，就會儲存愈多脂肪，燃燒愈少脂肪，你的體重就會增加更多。

除此之外，身體也並不喜歡持續地被胰島素轟炸。最終，身體為了保護自身不再受胰島素轟炸，肝臟等許多身體的部分會停止聽胰島素的訊號，變成**胰島素阻抗（insulin-resistant）**。一開始，胰臟會產生更多的胰島素，嘗試克服胰島素阻抗，但最後它會到達極限，無法再產生更多。發生這情況時，再也沒有辦法能有效地將葡萄糖從血液中移除，你的血糖濃度會開始飆高，這稱作**高血糖（hyper-glycaemia）**，如果高血糖持續下去，將會發展出第二型糖尿病。

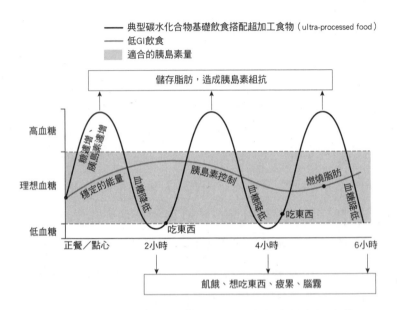

高碳水化合物飲食如何導致血糖和胰島素值大幅波動

　　發展第二型糖尿病的風險會從40歲開始增加。但很遺憾的，現在愈來愈常在診間看到20幾歲的年輕人罹患這種疾病。此疾病在特定族裔中也相對常見，包括非洲裔、加勒比海裔、南亞裔或中東裔的遺傳。

　　你可能會在沒注意任何主要症狀的情況下得到糖尿病。有時，最明顯的症狀是會頻繁上廁所、覺得口渴、傷口癒合慢和疲倦。有些人會在診斷出糖尿病之前歷經嚴重症狀，如視力模糊和血液循環較差。糖尿病若未接受治療，會導致腎

臟衰竭、失明和足部的神經和血液循環有永久問題，有些案例必須截肢治療。

　　罹患糖尿病會明顯增加心臟病發作或心衰竭的機會。如聖安東尼奧心臟研究（San Antonio Heart Study）和女性心臟研究（Women's Heart Study）等長期研究已經追蹤許多人好幾年，認為糖尿病與心衰竭間的關聯可能是因為發炎增加所導致。當身體需要定期將葡萄糖轉化成肝醣以儲存在肝臟或肌肉，或是轉化成三酸甘油脂來儲存在脂肪時，會在這些組織中造成長期低度炎症。[5] 這似乎會有級聯效應（按：cascading effect，指一個初始事件可以造成後續巨大的相關影響），在其他器官中會產生發炎，包括心臟和血管皆然。[6] 令人擔心的是，你的胰島素阻抗程度不需達到糖尿病等級，就會發展出與心血管疾病有關的低度炎症程度；這也常見於胰島素過盛但沒有糖尿病的人（糖尿病前期）。

5　Q. Sun, J. Li and F. Gao (2014), 'New insights into insulin', *World Journal of Diabetes*, 5 (2), pp. 89– 96, www.ncbi.nlm.nih.gov/pmc/articles/PMC3992527

6　K. Naishida and K. Otsu (2017), 'Inflammation and metabolic cardiomyopathy', *Cardiovascular Research*, 113 (4), pp. 389– 98, pubmed.ncbi.nlm.nih.gov/28395010; G. Frati, L. Shirone, I. Chimenti et al. (2017), 'An overview of the inflammatory signalling mechanisms in the myocardium underlying the development of diabetic cardiomyopathy', *Cardiovascular Research*, 113 (4), pp. 378– 88, pubmed.ncbi.nlm.nih.gov/28395009

第二型糖尿病的發展還會以其他方式影響你的心臟健康。有糖尿病的人往往不只有更多血糖，還有更多三酸甘油脂在他們的血液中循環。他們往往罹患高血壓，好膽固醇（HDL膽固醇）也較少。

大多數案例中，第二型糖尿病可以被管控得很好——甚至康復——只要改變你的飲食，降低碳水化合物和糖的攝取量，並增加你的體能活動，讓血液中的葡萄糖在被儲存前直接被你的肌肉使用完畢。運動也會降低胰島素阻抗。

低葡萄糖飲食

要減少血液中循環的葡萄糖量，並不需要完全戒掉飲食中的碳水化合物。碳水化合物是均衡飲食的重要部分。更好的作法，是攝取僅能分解出少量葡萄糖的碳水化合物。

表現食物對血糖值影響的方式是升糖指數（GI）。高GI的食物會造成你的血糖更快升高，引起你的胰臟釋放更多胰島素。純葡萄糖的GI值為100，任何GI值為50以上的食物都被視為高葡萄糖食物。網路上有很多GI值表格提供典型的GI值。這對辨識最糟的罪魁禍首很有幫助，雖然食物的GI值對每個人來說會有差異。

有些高GI的食物可能不令人意外，不過它們的含糖量

仍然驚人。濃縮柳橙汁的GI值是57，沒比一罐GI值63的可
樂低多少。橘子是健康的40，但葡萄柚的GI值是25，能讓
血糖上升更少。所有種類的豆類和堅果都是由碳水化合物、
蛋白質和脂肪組成，GI值往往會落在50以下。披薩的GI值
是非常不健康的80，而且有些種類的馬鈴薯，GI值跟純葡
萄糖不相上下！甚至有些「健康」點心，如米果、黑麥脆
餅、爆米花、西瓜和葡萄乾，都被認為是高GI值。

　　你的目標是將飲食建立在低GI值的食物上，如蔬菜、
魚、蛋、豆類和堅果，少量的肉，及蘋果、水蜜桃、水梨和
漿果等水果。

晚點吃早餐

　　你體內的每個細胞都有自己的內建時鐘。每24小時，
這些內在時鐘都會告訴體內的細胞現在的大致時刻。這點很
重要，因為每個細胞都已適應在一天中的特定時間執行特定
功能，包括進食。

　　加州索爾克研究所（Salk Institute in California）的潘達
教授（Professor Satchidananda Panda）倡導依體內自然的生
理（晝夜）時鐘來進食的概念。他先前發現身體在特定時段
內最能妥善處理剛吃下的食物，每24小時中，這時段會持

續8～12小時。接下來12～16小時，身體傾向不進食（禁食）狀態。

近幾年，一些專家呼籲人們採行限制時段的飲食方式，也就是廣為人知的**間歇性斷食（intermittent fasting）**，正是源自潘達教授的生理時鐘進食概念。有人建議，每週要有兩天跳過或大幅減少用餐次數，以利健康，但實證顯示，要得到間歇性斷食的健康效果，不需長時間禁食或在每週特定幾天限制卡洛里攝取。事實上，你可以透過僅僅晚點再中斷過夜禁食的方式，來利用間歇性斷食的代謝優勢——換句話說，就是晚一點再吃你的早餐。

一篇刊登在《新英格蘭醫學期刊》（New England Journal of Medicine）的實證回顧發現，透過確實在晚上最後攝取熱量後，至少間隔12小時才在早上首先攝取熱量，人們就能將身體狀態轉為燃燒儲存在脂肪中的能量，減少想吃高碳水化合物的欲望。[7]因為身體的能量源自脂肪，就不用啟動胰臟來製造胰島素。而在禁食期間，沒有任何食物會進來，就不會有血糖遽增，所以胰島素濃度會維持在低點，減

---

7 J. H. O' Keefe, N. Torres- Acosta, E. L. O' Keefe et al. (2020), 'A pesco-Mediterranean diet with intermittent fasting', *Journal of the American College of Cardiology*, 76 (12), pp. 1484– 93, www.jacc.org/doi/full/10.1016/j.jacc.2020.07.049

少血管的發炎反應。這可能看起來有點矛盾，但我自從 2019年開始不吃早餐後，整個早上都會持續感到精力充沛，且午餐後較少想吃點心。所以，為了心臟健康，你何時吃會與你吃什麼一樣重要。

生酮飲食（Ketogenic diet）旨在將身體轉換至特定狀態，透過**酮症（ketosis）**的過程，規律地從儲存在脂肪內的三酸甘油脂取得能量——而非最近攝取的糖。你的身體會分解脂肪中的三酸甘油脂，轉變成酮體（ketones）——比葡萄糖更有效率的燃料，而且其實是大腦比較偏好的能量來源。所以生酮飲食的支持者不僅建議延後「早餐」的時間，而且在協助身體燃燒酮體多過葡萄糖的前提下，還建議用豐富的油脂（如椰子油）取代碳水化合物。但這樣的生活之道很難長期維持，因為需要針對每一份攝取的食物進行紀錄與測量。生酮飲食的部分建議也與傳統飲食文化不同——像是在咖啡裡不加牛奶，而是加一小塊奶油或半茶匙的椰子油——加上「酮友善」食物製品會超加工又貴。最後，生酮飲食為了降低碳水化合物而導致攝取的植物纖維很低（按：因為植物纖維也是一種碳水化合物），可能會導致健康問題。

因此，看到帝國倫敦學院的賽拉‧哈米德醫師（Dr Saira Hameed）及她的同事一起發展出「使用者友善」（user-friendly）、低糖、低加工的飲食計畫有強烈實證

時，相當振奮人心。此計畫稱為**帝國倫敦學院飽足感準則**
（**I-SatPro**），包含不吃早餐，並將飲食建立在低GI食物上
──魚、蛋、豆和其他莢果、堅果和種子、對心血管有益的
健康油脂、全脂乳製品、一些肉、非澱粉類蔬菜和特定水
果。[8]此計劃主要是教育人們有關攝取高糖食物對身體的影
響，支持他們打斷大幅波動的糖遽增、胰島素遽增導致胰島
素阻抗，也就是高糖食物所帶來的一切健康問題。

　　在I-SatPro中，受試者的目標是16小時禁食──所以你
如果最後吃食物和喝飲料的時間是晚上8點，那你的目標就
是在明天中午前不能吃喝。禁食期間仍可以喝水、咖啡和茶
（雖然最好是黑咖啡或茶，但I-SatPro計畫允許喝一些牛
奶。）儘管這樣做會需要大幅轉變日常飲食，但對住在同一
屋簷下的人來說──特別是如果你有小孩──比起更複雜的
生酮飲食，它比較容易實施。當你與小孩聊天時，他們當然
還是可以吃早餐來當作一整天的燃料。

　　參與I-SatPro研究的人通常會是過重或肥胖，而且曾被
轉介到大學的減重診所，治療複雜的體重和代謝問題。很多

8　S. Hameed, V. Salem, H. Alessimii et al. (2021), 'Imperial Satiety Protocol', *Diabetes, Obesity and Metabolism*, 23 (1), pp. 270– 5, doi.org/10.1111/dom.14207

人在過去幾年嘗試過好幾種飲食和運動方法，但都沒有成功。他們經常說道，他們發現以前的計畫很難持續遵守規則——他們每天攝取多少卡路里，或他們能從哪種食物類別得到多少百分比的卡路里。I-SatPro 不需要計算卡路里；而是聚焦在限制你吃東西的時程，並減少或完全不吃高 GI 的碳水化合物，如麵包、米飯、馬鈴薯、義大利麵和早餐麥片。這個計畫使用輔導方法，將改變的權力交給個人：你開始會選擇不吃某些食物，因為它們會造成你的血糖遽增。

實踐 I-SatPro 計畫達一年的受試者，平均減去 14 ％體重，相當於做侵入性胃束帶手術（gastric-band surgery），此手術會利用束帶或其他裝置束在胃的周圍，讓人很快就覺得飽了。此外，血糖和三酸甘油脂量會下降，好膽固醇（HDL 膽固醇）量上升，且血壓下降。最重要的是，受試者表示在安適感和心情有明顯的進步。能控制自己飲食的感覺很好。

但食用油脂不會增加膽固醇嗎？

吃很多油脂不一定會產生更多的身體脂肪，而且不是每一種油脂的好膽固醇（HDL 膽固醇）與壞膽固醇（LDL 膽固醇）比例都有害健康。事實上，特級初榨乾欖油、奶油和

全脂希臘優格等健康油脂，會比不健康的人造奶油抹醬等替代物健康；低脂優格等替代物則可能會因為隱藏的澱粉和糖而增加體重。

有些油脂應該避免攝取。反式脂肪酸（Trans- fatty acid），又稱**反式脂肪（trans fats）**，是一種在肉類和牛、山羊、綿羊的乳製品當中自然產生的不飽和脂肪。動物製品裡的反式脂肪量相當低（大約是你吃入脂肪中的 2 ～ 9%），當你吃肉的份量小於一副撲克牌，且一週只有幾次時，這是可以的。但反式脂肪也有合成（人工）的，這些反式脂肪會添加在植物油裡，好讓它們在室溫下維持固態——想想看人造奶油或可塗抹的奶油替代品。

合成反式脂肪時常被食物製造商用在超加工食物，因為這些油很便宜，且可以延長保存期限。店內販售的油炸馬鈴薯片、鹹餅乾、甜餅乾、精緻糕點和蛋糕通常都含有合成反式脂肪。許多速食餐廳依賴反式脂肪來維持店內供貨與大量製造油炸食物。過多的糖和反式脂肪是全球肥胖和心血管疾病盛行的真正罪魁禍首。再者，研究顯示，合成反式脂肪會提高你的 LDL 膽固醇，但對你的 HDL 膽固醇值沒有影響。少了 HDL 膽固醇的平衡效果，你會更容易歷經動脈阻塞和心臟損傷。

哈米德醫師請病人記住一些油脂的簡單原則。第一，用

日常且符合常識的方法來讓你的食物可口和滿足。對比許多
生酮飲食法，這代表做歐姆蛋只需要用一茶匙的奶油（而非
三匙）。第二，使用對你有益處的油脂，如果你的曾祖母會
在日常生活中食用特定油脂，那它應該是天然製造（來原為
植物或動物），且適合食用。

你曾祖母用的油脂 V.S. 合成油脂

改編自 I-SatPro 對脂肪的指引

有益心臟健康的油脂——曾祖母用的油	不健康的油脂——因為他們用高度加工的蔬菜油或合成反式脂肪酸
奶油和印度酥油（ghee）	人造奶油
特級初榨橄欖油 椰子油	高度精緻的蔬菜油，如玉米油和葵花油
豬油（動物脂肪）	植物起酥油
堅果、堅果油（一天一把或一茶匙）和亞麻籽（flaxseed，又稱 linseed）等種子	加工油炸食品（洋芋片、油炸速食、甜甜圈）商店販售的加工或超加工點心（油炸馬鈴薯片、鹹餅乾、甜餅乾、精緻糕點和蛋糕）
牛奶、優格和起司等全脂乳製品，（一天約 100 克或 100 毫升）	產品標示低脂、低糖或零卡

你現在可能會想，為什麼安塞爾‧凱斯執行的七國男性心臟病研究中沒有突顯出糖的效果。但其實它或許有！有一組食物組別與心臟疾病致死的增加有強烈關連，該組別包含精緻糕點——可口的油脂、糖和碳水化合物組合。在研究的當時，人們飲食也沒有這麼多白麵包、油炸馬鈴薯片和鹹餅乾等高精緻碳水化合物。[9]

你應該要遵從「純素主義」（go vegan）嗎？

十幾年前，美國前總統比爾‧柯林頓（Bill Clinton）採用近乎純素的飲食來協助控制冠狀動脈心臟。此飲食方式有部分是根據卡爾德威爾‧耶瑟斯汀醫師（Dr Caldwell B. Esselstyn）發展的計畫。[10]他認為這種幫助他幫助他減了將近13.5公斤（30磅）並從繞道手術（bypass surgery）中康復。[11]柯林頓的故事激勵很多人去思考，是否遵循純素主義最能保護他們的健康。也有幾位我診所的

9　R. Lustig (2014), *Fat Chance* (London: Fourth Estate)
10　C. B. Esselstyn Jr. (2007), *Prevent and Reverse Heart Disease* (New York: Avery)
11　Interview with Bill Clinton (2010), *The Situation Room*, CNN, 24 September 2010, transcripts.cnn.com/TRANSCRIPTS/1009/24/sitroom.02.html

病人問過這飲食選項。

　　純素飲食不見得適合每個人，特別是當你與熱衷肉食者或乳製品愛好者住在一起時（柯林頓總統「近乎」純素，因為他偶爾還是會吃魚。）。你也需要注意超加工的替代食物和可能的維他命缺乏。確保你有攝取足夠的維他命 B_{12}，它在神經系統功能中扮演重要角色。也要注意你的鐵值以防止貧血。

　　實證顯示，你不需要這麼極端地改變飲食模式，才能改善心臟健康。在其中一份研究中，維持 12 ～ 16 小時過夜禁食的純素者，因心臟問題引起的死亡率有所下降——但這與方便素食者（semi-vegetarian）下降的量是差不多的，他們過夜禁食，且不會完全不吃肉，而是每週吃一次非魚類動物肉。這兩組與執行禁食的非素食者比起來，心臟相關死亡數字較低，所以如果你是吃很多牛肉、豬肉或家禽的肉食者，減少吃的肉量是非常值得的。如果你有吃肉，按照 I-SatPro 的方法來吃——吃一些肉、大量植物纖維（至少每天 30 克）和最重要的，避免食用含有你不了解的工業製造原料所生產的超加工食物。

改變你覺得飽的時機

你或許還記得，安塞爾・凱斯研究的其中一個國家是日本。雖然大多數人都將注意力放在南歐飲食對比北歐的益處，不過在其研究中，日本男性的心臟疾病發生率也較低——事實上，與其他受試者相比，他們的發生率最低。從1960年代開始，日本的飲食習慣變得更美國化，心臟疾病的發生率也就逐漸升高。這結果向研究人員表明，日本傳統飲食甚至比地中海飲食更能保護心臟。

日本傳統飲食方式的典範是由沖繩人實踐，沖繩是日本離島之一，以世界上的「藍色區」（blue zones）之一為人所知——此處的人們平均來說比其他地方更長壽，且心血管和代謝健康極好。[12]沖繩人相信，如果你建立一個吃較少食物就能滿足的飲食習慣會更健康。你可以在 *Hara hachi bu*（按：漢字為「腹八分」）這句話看到這概念，也就是當你吃到八分飽時就停止進食。

我們大部分人習慣吃到肚子感覺百分之百飽，這代表著我們會攝取多過身體所需的卡路里（通常為更多碳水化合

---

12 D. Buettner, *The Blue Zones*, 2nd edn (Washington, DC: National Geographic Books)

物），尤其副交感神經系統還會帶我們進入「休息和消化」模式，來幫助將食物在消化系統通過，好讓重要的營養能被身體完全吸收。如以下重提，我們進入「休息和消化」模式時，心跳速率和呼吸會慢下來，保存能量，這代表我們很少為了滿足立即的能量需求才進食。事實上，研究人員指出，我們感覺到餓的時間幾乎都是根據我們習慣的進食時間，而不是出於對能量的立即需求。這就是為什麼當你下定決心要打破吃早餐的習慣時，容易長久維持。

當你進食時，消化系統會產生數種荷爾蒙，告訴大腦你吃的食物種類與數量。其中一種荷爾蒙是胰島素，但也還有其他荷爾蒙，其中有些會在你吃飽時協助傳送訊息到大腦。但荷爾蒙釋放，和大腦接收並解讀「吃飽了」的訊號中間會有延遲。舉例而言，「類昇糖素胜肽」（GLP-1）和「膽囊收縮素」（CCK）兩種荷爾蒙，會降低食物在腸胃中的移動速度，以此增加消化，讓我們覺得飽足，但這不會馬上見效——可能需要10～20分鐘。這些荷爾蒙的效果也可能會其他事情蓋過，比如吃美味食物的滿足感，與愛人分享餐點，或如習慣吃完盤子裡的食物等。

你可以學著像沖繩人一樣，變得更注意飽足的感覺，吃慢一點，並多注意腸胃運作如何變慢且飽足，而非注意其他鼓勵你繼續吃的訊號。實際上，這表示第一件要學的事情，

是每餐要吃多少食物才足夠讓你的肚子有飽足感，然後減少
20％部分的量。你也可以透過運動消耗更多卡路里，讓傳遞
飽足感訊號的神經細胞更加敏感。[13]

為你量身打造的飲食

我們在本章看到，看起來有很多種飲食方式對健康有
益，從低GI、限制時間的I-SatPro計畫到純素飲食。當每個
方法都有益健康時，你需要找出最適合你身體運作和你個人
基因組的飲食計畫。在過去，人們只能不斷從錯誤中學習，
但現在大眾已經逐漸能廣泛使用以前只能用在研究調查的科
技，可以根據身體和基因量身打造個人飲食建議。

廣義來說，有三種新興的方法可以客製化營養建議：你
的基因、腸胃細菌或個人GI值，來發展出適合你身體的飲
食。

1. 你的基因、體重和對某些食物的反應三者間的關係：

雖然你可以透過觀察吃的種類與時間來改變你的體

---

13 E. R. Ropelle, M. B. Flores, D. E. Cintra et al. (2010), 'IL- 6 and IL-10 anti-
inflammatory activity links exercise to hypothalamic insulin and leptin sensitivity
through IKKß and ER stress inhibition' , *PLoS Biology*, 8 (8), art.e1000465,
www.ncbi.nlm.nih.gov/pmc/articles/PMC2927536

重，但基因仍扮演重要的角色。你的體重確實是由基因遺傳而來，和身高一樣。雖然或許看起來難以置信，但想想1875～1975年間，英國男性的平均身高上升至11公分（5英吋）。[14]這源自於營養的改善。

　　控制你體重的基因並不只有一組。有許多特定基因各有微小、疊加的效果，也有一些基因影響你對特定食物的反應。這些基因中，最被廣泛研究的是「*FTO*」。一些具有特定變異*FTO*基因的人容易更重，這是因為他們的身體偏好在高糖、高能量密度食物下運作。[15]

　　現在你可以將包括*FTO*等的「體重基因」交給DNA定序公司分析。你可能會發現，了解你的基因組成和它如何影響你對特定食物的反應，對你相當有幫助。舉例而言，如果你發現你有*FTO*基因變異，使身體特別容易被含糖的垃圾食物吸引，這樣的自我認知可能會協助你排除一些你再有意志力實行也沒什麼

14　T. J. Hatton (2014), 'How have Europeans grown so tall?', *Oxford Economic Papers*, 66 (2), pp. 349–72, doi.org/10.1093/oep/gpt030

15　J. E. Cecil, R. Tavendale, P. Watt et al. (2008), 'An obesity-associated FTO gene variant and increased energy intake in children', *New England Journal of Medicine*, 359, pp. 2558–66, doi.org/10.1056/NEJMoa0803839

用的飲食方式。限時飲食可能是對你較有效的選擇。

2. 你的腸胃細菌在消化不同種類食物時扮演的角色：我們的消化系統是由數以百萬計的細胞組成——其中約有一半甚至不是人體細胞，而是細菌。細菌住在我們的腸胃裡（腸道菌群，gut microbiome），在消化過程中扮演重要角色，幫助我們分解攝取的食物。你吃進去的東西，都會再被你腸胃中的細菌一同品嚐。

　　過去近20年，有愈來愈多研究針對腸道菌群如何影響許多地區的人的健康，從體重、胃口和血糖濃度，到發炎、免疫系統功能、心情和行為皆然。早期研究是開始注意腸胃中特定細菌如何決定身體對碳水化合物、蛋白質和脂肪的反應。[16]現在，有好幾家公司提供分析腸胃中細菌種類的服務，他們會從你的糞便樣本中辨識，並據此提供飲食建議。我的看法是這個新興的科學可以留意，但現階段尚未充分發展。

3. 你個人的血糖對吃特定食物的反應。線上的升糖指數表格可以讓你知道，你吃完特定食物後，血糖大致上

16　S. E. Berry, A. M. Valdes, D. A. Drew et al. (2020), 'Human postprandial responses to food and potential for precision nutrition', *Nature Medicine*, 26 (6), pp. 964– 73, pubmed.ncbi.nlm.nih.gov/32528151

會比較高（高GI）或比較低（低GI）。但無論是哪種食物，每個人所經歷的血糖反應可以相當不同。因此，一顆橘子可能會讓你的血糖大幅增加，但在我身上卻只增加一點點。

透過穿戴連續即時血糖機，如 Abbott Lab's FreeStyle Libre，你就可以了解特定食物如何影響你的身體。經過4～6週的紀錄後，你就能看到模式——比如，你可能會發現吃梅子當點心會造成你的血糖邊增，而蘋果卻不會，或鷹嘴豆會在你的血糖值有一定的突升，而扁豆卻幾乎沒有任何升起。你能如此建構一套訂製的低GI飲食，讓你能吃喜歡的食物，同時掌控血糖和胰島素。

個案討論：蘇拉杰

蘇拉杰是一位65歲的會計師，來診所找我看診。他先前有透過支架撐開冠狀動脈來治療心絞痛發作，而且他有在服用史達汀類降血脂藥物控制高膽固醇。不過，他的第二型糖尿病控制不佳，儘管他有在注射胰島素，血糖還是幾乎都很高。他體重過重，BMI是28，而且體力較差，就算他正在工作，也必須每天睡午覺。

　　他告訴我，他傾向做密集的生活型態改變，好讓他重回健康。說得更詳細點，他了解過重的體重對他的心臟造成了損傷，且未被控制的糖尿病會引起發炎，讓他的冠狀動脈疾病惡化。

　　蘇拉杰選擇遵循I-SatPro計畫：低糖、不吃加工食品和適量的油脂，此外，他還購買能持續測量血糖值的血糖機，以便看到吃下的食物對血糖的即時影響。他的飲食改變穩定了他的血糖值，並在兩週內就停止了胰島素注射。血糖監測也讓他能客製化並微調I-SatPro的建議。比如他發現櫻桃會大量增加他的血糖，但草莓卻不會；而他吃腰豆時，血糖會保持穩定，但小扁豆卻會增加兩倍。

　　僅僅過四個月，蘇拉杰就減去了13％體重，且BMI降到24 ——在健康範圍內。他的血糖測試顯示他不再罹患糖尿病，而且他的膽固醇檢測組是正常的，他的活動量有明顯增加。他現在每天會騎腳踏車和走路，完全擺脫心絞痛。

五個心臟健康飲食的祕訣

我們可以用飲食這一種方式來維持你心臟健康的三大支柱，也就是防止血管發炎、維持健康的體重，並維護心血管的健康。這其中包括了解你吃什麼、什麼時候吃和怎麼吃的重要性，並推翻傷害心臟健康的飲食迷思。

1. **選擇吃更少的碳水化合物和糖**：採用低GI飲食對穩定血糖值、減少胰島素阻抗、幫助減重並增進心臟健康或許已經足夠。如果還不夠，你或許可以試試I-SatPro。配戴連續、即時的血糖機能幫助你確認個人GI值，並發展出一套飲食方式，你不僅能享受其中的食物，且它們會讓你的血糖值增加較慢。

2. **考慮限時飲食**：將目標訂在每天最多12小時內的時程裡進食，如第一餐在早上八點，則晚上八點過後不吃東西。如果可行，就漸漸減少這段進食的時程到11小時，接著10小時、9小時，然後8小時。這樣的間歇禁食會讓你的身體有更多時間維持在低糖、低胰島素的狀態，還有減重與減少發炎得好出。當有人的基因傾向渴望含糖食物時，此方法特別有效果。

3. **不用害怕油脂——但只吃天然的油脂，避免合成的反式脂肪**：避免低脂版本的食物，因為它們通常都會含

有隱藏的碳水化合物，或其他會讓你血糖值遽增的成分。你可以從堅果、種子、豆類或魚類攝取蛋白質，它們都富含健康的油脂。這類蛋白質與脂肪的組合能保護心臟。目標放在將每餐的蛋白質分量維持在一副撲克牌左右的大小。

4. **清理你的冰箱和廚房櫥櫃**：避開含有你無法評估成分的全加工食品和調理食品。如果你不了解的標籤的任何成分，就把它丟到垃圾桶（然後從現在開始不要再買它了）。如果是外食，請不要加大多數的調味料——不過美乃滋通常是可以的。

5. **將你的飽足感重設到八分飽程度**：我們容易吃超過所需的食物，因為飲食是種社會習慣——享受吃吃喝喝的美好時光，同時也享受家人與朋友的陪伴。將注意力放在你的腸胃對你訴說的狀態，並提早停止進食。吃飯時的談話在放下餐具後一樣可以繼續。

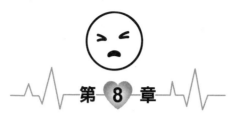

第 8 章

讓心臟強健的運動

　　規律運動能降低血壓、壞膽固醇值和血糖值。我們不僅能預期上述狀況能減少心血管疾病，運動還能在此預期之上再降低40％心血管疾病的風險。[1]如果有一種藥可以讓你的心臟表現得比原本還要健康，就算它會造成一些肌肉痠痛，你應該會毫不猶豫地服用它吧。那麼，運動就是這藥方。

　　依據你現在的心臟健康和其他健康狀況，你可能需要諮詢醫師或心臟專科醫師關於讓身體變得更有活力的最好方法。許多醫院和慈善機構會提供針對心臟疾病患者量身打造的運動計畫。在心臟病發作和心臟手術後的心肺復健中，運動是很重要的基礎要素。如果你曾罹患任一上述疾病，你幾乎一定會被加入由醫師和治療師照護的結構化運動計劃。

　　我們會在本章專注在心肺復健以外，能增進你心臟健康

1　M. J. Joyner and D. J. Green (2009), 'Exercise protects the cardiovascular system', *Journal of Physiology*, 587 (23), pp. 5551– 8, pubmed.ncbi.nlm.nih.gov/19736305

的運動，包括實施理想心臟效益的運動要怎麼做。

為什麼運動能幫助你的心臟

　　運動後，身體不會單純地恢復成運動前的狀態。你從高強度的身體活動恢復時，會發生一連串生理變化，在你今天做完最後一次開合跳後，這些改變的特定部分會持續好幾個小時。

　　舉例而言，你的血管在運動後會保持擴張很長一段時間，因而降低血壓。血壓下降的原因有幾個，部分主動脈（從右心室導向血液循環系統的主要血管）充滿稱作壓力受體（baroreceptor）的特化細胞，會在血壓增加時伸張，運動使心臟跳動更快時也會如此。當壓力受體徹底伸張時，會傳送電訊號（電脈衝）來抑制交感神經系統的「戰或逃」反射，並增強副交感神經系統，進而增加迷走神經的活躍程度。這會放鬆心臟的節律器和血管，讓心臟變慢，並降低血壓。因此，雖然運動會暫時讓血壓升高，但長久來看，整天下來，運動會降低血壓，包括休息的時候。

　　你可能會想，為什麼這些壓力受體不能為我們修復永久的高血壓。這些細胞對血壓相對的改變很敏感，所以當你因血管受損或長期壓力而使血壓保持較高，壓力受體會將這狀

況解讀為新的常態，然後什麼都不做。

藉由降低發炎，運動也可能對心血管疾病、糖尿病和代謝症候群有保護的作用。規律且密集運動者，體內的 C 反應蛋白（C- reactive protein）和介白素 -6（interleukin-6）等特定物質濃度更低，這些物質在發炎時會增加。[2]這或許能解釋為什麼運動對人們的心臟健康有這麼大的正向效果。

上述所有理由或許都能協助解釋，為什麼很多實證支持開立「運動作為藥物」處方，以治療高血壓、高膽固醇（高血脂）、心臟病發作、中風、代謝症候群和第二型糖尿病。舉例而言，每週快走至少 150 分鐘，搭配低卡路里飲食，能降低糖尿病發展風險約 60 %——是服用抗糖尿病藥物二甲雙胍（metformin）的將近雙倍療效。[3]每天增加 10 分鐘體能活動，能增加好膽固醇（HDL 膽固醇）濃度到 1.4 mg/dL（0.036 mmol/L），並減少心臟健康風險約 2 ～ 3 %。[4]

2　K. M. Beavers, T. E. Brinkley and B. J. Nicklas (2010), 'Effect of exercise training on chronic inflammation', *Clinica Chimica Acta: International Journal of Clinical Chemistry*, 411 (0), pp. 785–93, www.ncbi.nlm.nih.gov/pmc/articles/PMC3629815

3　B. K. Pedersen and B. Saltin (2015), 'Exercise as medicine', *Scandinavian Journal of Medicine & Science in Sports*, 25 (3), pp. 1– 72, https://pubmed.ncbi.nlm.nih.gov/26606383/

4　Ibid.

所以是時候動一動了。

給每一個人的身體運動祕訣

不是每個人都有機會去健身房或聘請私人教練。如果你有，而且也享受這樣的運動方式，且可以每週至少去健身房鍛鍊三次，那請繼續堅持——做得好！這會讓你的心臟保持健康。

對我們其他人來說，就算我們記得規律運動時會感覺有多棒，或者提醒我們自己，這件事對維持我們的健康有多重要，運動仍常是令人覺得乏味的例行公事或負擔。在充滿壓力的生活中，這僅是一個日常的小提醒，且一旦我們處理其他感覺起來（也確實）更重要的事情，這個日常的小提醒就會被擱置在一旁——準備健康的一餐、與孩子或年邁父母相處、睡覺、與重要客戶見面，或即時完成工作上的計畫等。

我自己是如此掙扎。在病房或我的診所看了 10 小時病人後，我那天最不想做的事就是去健身房或去跑步 1 小時。我想回家，然後跟我的妻子和小孩一起相處。

因此，我相信將讓每一個人容易從事身體運動是非常重要的——我是說每一個人和每個身體，不論他們的家庭和工作生活、年齡、身體能力或現在的體重是怎樣。老人、過重

或肥胖者等很久沒規律運動的人，可能會發現運動非常難，他們說因為體重的緣故，要做媒體或醫師建議的運動計畫真的太困難。當他們聽到要持續心跳較快的狀態 30 ～ 45 分鐘，以便那次運動能「算是」符合每週建議水準時，他們有時會覺得沮喪。這實在是太困難了。不過，麻省總醫院和哈佛醫學院（Massachusetts General Hospital and Harvard Medical School）的哈維‧賽門醫師（Dr Harvey Simon），在此帶來三件好消息：[5]

1. 就算是中度運動，包括一天 15 分鐘快走都有助健康——可延長人們的平均壽命達 3 年。
2. 你不是非得將全部運動做完不可。
3. 一旦你建立起足夠的耐力來做高強度運動，你就能以更少的運動時間獲得相同的健康效果，甚至更好。

5　H. B. Simon (2015), 'Exercise and health', *American Journal of Medicine*, 128 (11), pp. 1171– 7, doi.org/10.1016/j.amjmed.2015.05.012

中度運動和高強度運動間的差別在哪？

強度	感覺如何	例子
輕度	不用額外費力或輕微費力，呼吸不改變——簡單到你身體在活動時，還能唱歌。	悠閒的散步
輕度到中度	有些費力，你的呼吸速率增加。但你還是能和其他人正常談話。	有目的地走去商店
中度	適度費力，且你的呼吸速率上升更多。你還是可以和其他人對話，但你會有點上氣不接下氣。	趕時間般的快走、還有在舒服的步調做的運動，如：仰臥起坐、深蹲或開合跳
中度到高度	費力到會讓你喘不過氣，很難說出完整句子。	快走、慢跑或跑步，還有重複做數組的仰臥起坐、深蹲或開合跳等運動

讓身體活動吧

　　端看你們的年齡多大，或你有多喜歡在YouTube上瀏覽舊影片，你可能會記得1980年代傳奇流行發燒歌「讓身體說話吧」（按：Let's Get Physical，中文名參照蔡依林翻唱的歌名，本節原文標題「getting physical」即引用此歌名），然後珍‧芳達（Jane Fonda）穿著炫彩腿套揮灑汗水。為了

幫助心血管健康，你確實需要讓身體活動——但你不需要做
60分鐘的有氧行程。事實上，你需要混合身體活動：移動
更多、力量訓練和稱作高強度間歇性訓練（HIIT）的密集有
氧運動。就算人再怎麼忙，也有幾個方式能將上述所有活動
都塞進一天的行程內。

更多移動

　　對當今許多人來說，普通的一天是坐著好幾個小時——
在螢幕前，在接待櫃檯後面，或在汽車或卡車的座位上行
駛。輕度到重度的身體活動能幫助強健心臟肌肉；而我們移
動愈多，積聚在我們腿和腳的血會愈少。

　　通常相關建議目標是每天走至少10,000步，距離約8公
里（5英里），一般來說每英里需走20分鐘，因此總計需花
兩小時。如果你選擇走路到某些你經常開車或搭乘大眾運輸
去的地方，你可能很簡單就能達成這目標——但沒有必要走
這麼遠！最近有一項研究追蹤16,000名年長女性的健康，發
現一天走約4,500步（大概3公里或2英里）就能讓死亡率將
近減少一半，然後一天超過7,500步後，健康效益就停滯

了。[6]現在有很多智慧手機應用程式，像是MapMyWalk
（mapmywalk.com）和Strava（strava.com）可以幫你追蹤記
錄走路（或慢跑、跑步或騎腳踏車）的距離，或者你可以買
一個簡單、便宜的計步器繫在你的鞋子上。

　　就算一整天大部分時間都坐著，你也能透過實踐小目標
達成更多的移動。設定每小時至少移動5分鐘，比如可以站
起來然後走至少100步。如果你在8小時的工作日中的每小
時做1次，你就能達到每日目標4,500步的18％。升級兩倍
還能達成每日目標的三分之一。

　　接著做一些伸展，每項重複做5次。你可以讓你的上半
身做：

- 聳肩
- 脖子伸展
- 伸展向上

　　下一步，為了要讓你的腿和腳輸出堆積的血，試試看：

- 腿幫浦（leg pumps，此運動時常建議於長途飛行時

6　I.- M. Lee, E. J. Shiroma, M. Kamada et al. (2019)，'Association of step volume and intensity with all- cause mortality in older women'，*JAMA Internal Medicine*, 179 (9), pp. 1 105– 12, doi.org/jamainternmed.2019.0899

做，能幫助預防腿部的深層靜脈血塊生成）

- 旋轉腳踝
- 大腿伸展

　　如果你不能離開座位，你也可以在椅子上做這些伸展促進血液循環。

　　在你移動的中間休息時，把握機會裝一杯或一瓶水。身體活動後的水分補充很重要，而且多喝水也能改善血壓。

　　所需時間：每小時約5分鐘，而且它能搭配其他活動一起完成。

力量訓練

　　如前所述，有氧運動和力量訓練的組合被證實能改善許多心臟問題，因此在你的每週行程裡加一些簡單的力量訓練運動，將會得到良好效果。

　　當你聽到「力量訓練」這個詞時，你可能會想像要投資巨額在啞鈴或其他設備。但力量訓練不需要任何設備；它只需要你自身的體重。

　　做力量訓練運動的目標是一週2～3次。容易做的運動包括：

- 伏地挺身
- 深蹲
- 前跨步（forward lunge）
- 棒式（planks）

現在有很多種力量訓練運動，如仰臥起坐、分腿蹲（split squats）、抬臀、側弓箭步、登山者、肩推、曲膝橋式和划船（row）。從中選擇對你有效的吧。

你可以在網路上找到影片教你做力量訓練運動，並提供如何在運動時避免肌肉和肌腱扭傷的訣竅。小心不要訓練過度，你不會想受傷而無法做規律運動。

在力量訓練裡，速度不是重點，注意你小腿、手臂、胸部和肩膀的主要肌肉是如何承受你的體重，給他們時間去承受更多重量，而不是你有多快完成這項運動。

一開始先把每項運動重複做10次，當開始感覺變簡單時，重複每項運動20次。變簡單時，試著在你運動時拿東西來增加更多重量——不需要是啞鈴或其他專業設備，可以洗淨1公升的握把牛奶瓶（按：台灣主要是2公升才有握把）並裝水，或者幾本較重的書。理想狀況是兩手的重量要一樣，確保你有平均運動到身體兩側的肌肉。

記得做完運動後要補充水分。

所需時間：10 ～ 30分鐘，一週2 ～ 3天

高強度間歇性訓練 (HIIT)

高強度間歇性訓練（HIIT）是將有氧運動安排進忙碌行程的好方法。最重要的是研究指出，這是保持你心臟健康的理想方法。HIIT能改善胰島素阻抗、減少發炎反應並增加心肺健康，而且已證實做10分鐘HIIT所提供的心血管好處，等同於更長時間的傳統鍛鍊——如45分鐘的中等強度自行車運動。[7]

HIIT包含瞬間迸發的高強度運動，穿插休息時間，接著再另一組瞬間迸發的運動，重複數次。舉例來說，其中較著名的方法之一不斷有人研究的「4x4鍛鍊」，包含4分鐘的瞬間迸發高強度運動，3分鐘的休息，重複4次。在實驗環境，運動強度的測量方式是以身體1分鐘能消耗的最大氧氣量，通常會設定較高——在80 ～ 95％之間。這表示你要在這4分鐘耗盡全力。

7　J. Helgerud, K. Høydal, E. Wang et al. (2007), 'Aerobic high-intensity intervals improve VO2max more than moderate training', *Medicine and Science in Sports and Exercise*, 39 (4), pp. 665– 71, pubmed.ncbi.nlm.nih.gov/17414804

你可以利用跑步或騎自行車來完成 HIIT 鍛鍊，但也能做在家做一些力量訓練的運動項目，達成高效率的運動方式：項目如伏地挺身、深蹲和弓箭步等。HIIT 鍛鍊可能也包括：

- 開合跳
- 手臂圓擺（circular arm swing，無跳動的開合跳式開合）
- 波比跳（burpees）

你可以做一組 1 分鐘運動，休息 1 ～ 2 分鐘，接著再運動，直到完成四到五組。有些訓練者建議 1 分鐘內要做愈多次特定運動項目愈好，然後每組換不同的運動項目：像是伏地挺身 1 分鐘，休息，波比跳 1 分鐘，休息，側弓箭步 1 分鐘，休息，深蹲 1 分鐘。另一種建議是按照順序，每種運動項目做 5 次為一個循環，循環到 1 分鐘的目標時間為止：如五個伏地挺身、五個波比跳、五個側弓箭步、五個深蹲、五個手臂圓擺，接著休息並重複。有些計畫堅持 4x4 鍛鍊的 4 分鐘運動接著休息，重複 4 次，這大約會花 28 分鐘——還是比珍・芳達的舊式有氧行程少了一半時間。

沒有特定的 HIIT 運動計畫是最好的——你要選擇適合自己的。我個人最喜歡由札克・布什醫師（Dr Zach Bush）

發展出的氧化氮轉儲訓練（Nitric Oxide Dump，請參見
nitricoxidedump.com），其中有深蹲、舉臂、手臂圓擺和肩
推的超級4分鐘鍛鍊組合。它很容易就能排進忙碌的行程
裡，甚至是在手術之間也可以。

　　把目標放在一週做2～3次HIIT運動。一旦你學會怎麼
做這種運動，就可以利用任何時間來做——舉例來說，在等
待水燒開或蔬菜蒸熟時，或者在工作會議之間的休息時間。
你可以很快做1次循環並休息，在一天中分配你的4次或10
次循環。過不久，你就能達成每日HIIT的目標，並想做更
多次，因為它能提振你的心情並促進健康！

　　所需時間：4～20分鐘。

更廣泛的好處

　　做運動有長遠的健康好處。它能幫助減重，且對發炎和
一些疾病有保護性的好處，包含癌症、骨質疏鬆、關節炎、
慢性阻塞性肺病（COPD）、阿茲海默症、帕金森氏症、憂
鬱症和焦慮症。

　　運動也能好好舒緩長期壓力，對罹患高血壓等心臟問題
的人亦然。有些研究人員認為，這可能是因為運動的短期壓

力，能幫助訓練身體的自律神經系統更有效應對對壓力。[8]
研究發現，有規律運動經驗的人，在壓力情緒事件中增加的
血壓更低。[9]有氧運動也會使身體釋放令人愉悅的荷爾蒙
「腦內啡」，常被稱為「跑步者高潮」（runner's high），
可能對此也有幫助。規律運動的人也會有更規律的睡眠模
式，能降低壓力的影響。

五個讓心肺健康的小訣竅

如果你已經習慣平常大部分時間保持靜態，要開始運動
或增加運動量時，會覺得好像爬山一樣困難。但你能做到
的，一步一步慢慢開始，再隨著時間慢慢累積，你將會看到
撥空運動是多棒的事情，且你的心臟會因此感謝你。

1. **設鬧鐘來提醒自己每小時至少都要動一下**：我們很容
   易難以掌控時間並整天坐著。但你需要動一動來避免

8　Q. Fu and B. D. Levine (2013), 'Exercise and the autonomic nervous system', *Handbook of Clinical Neurology*, 117, pp. 147– 60, pubmed.ncbi.nlm.nih.gov/24095123

9　J. A. Blumenthal, M. Fredrikson, C. M. Kuhn et al. (1990), 'Aerobic exercise reduces levels of cardiovascular and sym pathoadrenal responses to mental stress in subjects without prior evidence of myocardial ischemia', *American Journal of Cardiology*, 65 (1), pp. 93– 8, pubmed.ncbi.nlm.nih.gov/2294687

血液積聚在你的腿和腳——起來走動和伸展吧。

2. **用你喜愛的運動建立個人化的運動計畫**：我已經建議過一些力量訓練和高強度間歇性訓練（HIIT）的項目，但如果上述特定運動項目不適合你，你還是可以選擇很多的其他選項。嘗試每週納入下列三種所有基礎：更多移動、力量訓練和 HIIT。

3. **在你的日程中安排運動，好讓它變成生活的一部分**：如果你建立每週一、三、五下班後需要運動 1 小時的計畫，有個缺點每個月總會穿插幾次事情與你的運動時間有衝突，除非你做得更頻繁。你應該要把運動變成刷牙般簡單和規律的習慣性活動。

4. **不要沮喪**：要改善身體健康是需要時間的，就算已經你開始規律運動一陣子了。如果你減重沒減少，你可能會覺得喘不過氣，或覺得運動沒幫助。但減重並不是主要目標（而且也需要改變飲食），即使少量的運動都能改善心臟健康。就算一天只動 15 分鐘也好，堅持下去。

5. **專注在你的感受**：運動後，記錄你的感受——你可能訝異於它如何大大提升你的心情，並讓壓力情境變得比較容易處理。這有利於你的心臟，以及你的整體安適感，這或許就是讓你運動更頻繁所需的鼓勵。

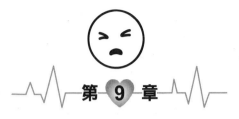

第 9 章

創造壓力和休息之間
的良好平衡

在人類過去數千年的演化當中，壓力反應讓一代又一代的人得以生存。當我們的祖先需要時，他們的心跳和呼吸速率會急遽上升，眼睛瞳孔擴張，和肌肉增加血流，準備好成功戰勝獵食者、獵物、敵人和其他威脅——或是逃離現場到安全的地方。我們的祖先成功獵殺一些兇猛的劍齒虎或是巨大的猛瑪象，並帶回家作為大餐後，他們會睡好幾個小時，或許甚至是好幾天。在瞬間、短暫的腎上腺素和皮質醇迸發的間隔期，他們的身體會在副交感神經系統的支配下享受長時間的休息、放鬆和復原。

快轉到現代生活——此時，我們的自動壓力反應沒有演化得這麼理想。現在大多數人會覺得難以逃離的事情持續威脅自身。假如一隻蛇出現在你座位附近，你能逃跑或殺死牠，但只要你移除威脅，心臟和呼吸速率就會迅速回復正常。但，從你起床那刻到深夜，你都會收到你老闆的電子郵

件、對於要繳抵押貸款或每月帳單感到焦慮、擔心以後要怎麼照顧你的小孩或年邁的父母、思考自己的健康，特別是世界因百年來第一起全球疫情大流行而被重塑——這些壓力源無法逃離，或抓一塊石頭就結束。換句話說，在現代生活裡，間歇、短暫迸發的較健康壓力源，已經被一直存在的長期壓力所取代。

　　長期壓力讓我們經常處在交感神經系統活化的狀態，結果在我們身體需要或想要副交感神經系統表現，以確保我們的細胞和組織有適當地休息並修復時，無法時時表現或完好表現。「戰或逃」模式更久，而「休息和消化」模式更短暫，可能就是人們為什麼在過去一世紀經歷早發性心臟疾病、高血壓、心悸、大腸激躁症等消化問題、失眠等睡眠疾患，及焦慮和憂鬱症等心理健康疾病。但它也顯示長期壓力使 **細胞激素（cytokines）** 變 得 更 容 易 反 應（ 上 調，upregulated）——它是調節我們的免疫系統如何回應威脅的分子。在長期壓力中，那些會引起發炎的都被上調了，而那些會減少發炎的都被下調了。

急性與長期壓力的影響

壓力種類	免疫系統反應	對身體的影響
急性壓力 （2 小時內）	↓ 促炎性細胞激素 ↑ 抗發炎細胞激素	↓ 發炎
長期壓力	↑ 促炎性細胞激素 ↓ 抗發炎細胞激素	↑ 發炎 ↑ 容易感染、糖尿病、憂鬱症和焦慮症、罹患高血壓、動脈粥樣硬化和心房顫動等心血管疾病

　　還好，有方法能夠促進我們的副交感神經系統，讓我們的交感活動靜下來。但首先，讓我們思考兩種壓力對心臟造成直接傷害的方式──「惱人的」（irritable）心臟和「心碎的」（broken）心臟。

惱人的心臟和心碎的心臟

　　1860年代，美國內戰期間，雅各·曼德茲·達·科斯塔醫師（Jacob Mendez Da Costa）看到士兵身上看到的戰爭傷害時，警覺愈來愈強烈。人們來找他主述頭痛、腹瀉、心悸、眩暈、呼吸急促、焦慮和胸痛。最讓他感到警覺的是他們所沒有經歷的：身體在戰鬥中受傷。每個人的檢查都呈現身體強壯和健康，而有些人實際上根本沒有參與軍事行動。

達・科斯塔懷疑這些士兵有「交感神經系統失調」，他稱之為「**惱人心臟症候群**」（**irritable heart syndrome**）。[1]

在那之後過了150年，經歷了兩次世界大戰和韓國、越南、阿富汗和伊拉克戰爭，有部份士兵服役後回歸到文明生活時，主訴相似的症狀。根據當時主流醫學的了解，他們被診斷的疾病涵蓋在特定範圍內：砲彈休克（shell shock）、軍人病（soldier's heart）、心臟神經官能症（cardiac neurosis）、神經性循環無力（neurocirculatory asthenia）、勞力症候群（effort syndrome）和創傷後壓力症候群（PTSD）。這些症候群的共通點是，在人們直立站著時，衰弱的症狀會變得更糟。他們受**直立性壓力**（**orthostatic stress**）之苦，也就是因改變姿勢引起的壓力。因此，當今若有人罹患頭痛、腹瀉、心悸、眩暈、呼吸急促、焦慮或胸痛，並且心率增加每分鐘30次以上，我們會說這是罹患**端坐性心搏過速症**（按：POTS，又稱姿勢性心搏過速症）。

端坐性心搏過速症不僅僅是被送去戰場的結果。一直以來，在許多人身上都有觀察到，當受到身體或情緒創傷，或是嚴重感染後（此症狀的影響並非只是生理或心理的），這

1　J. M. Da Costa (1; reprinted 1951), 'On irritable heart', *American Journal of Medicine*, 11 (5), pp. 559– 67, doi.org/10.1016/0002- 9343(51)90038- 1

些症狀也會短暫出現。2020年間我開始在倫敦帝國大學傾斜檢驗室（Imperial College Tilt Lab）看診，這些病人曾有腹瀉、胃食道逆流、溫度失調、焦慮、疲倦、急促呼吸和心跳速率快等症狀，站著時，症狀經常變得更糟──所有人都從COIVD-19中痊癒，且沒有心肺後遺症。[2]我同事和我相信，他們的症狀或許能用因SARS-CoV-2（新冠病毒）感染所喚醒的自律神經失調（autonomic dysfunction）來解釋──其中部分症狀被稱作「長新冠」（long COVID）。

壓力還有另一種方式對心血管系統施加可觀的力量──**心碎症候群（broken-heart syndrome）**，也稱為章魚壺（壓力）心肌症，此疾病在1990年日本第一次被發現。[3]大多數有心碎症候群的人會有突然胸痛（心絞痛）、呼吸急促、疲倦或噁心，而且當他們在醫院做完檢查時，被發現有典型心臟病發作的診斷指標，包括心電圖ST段上升；心肌旋轉蛋白濃度上升，顯示他們的心臟組織有損傷；腦排鈉利尿胜肽

2　M. Dani, A. Dirksen, P. Taraborrelli et al. (2020), 'Autonomic dysfunction in "long COVID"', *Clinical Medicine* (pre- print 26 November 2020), pubmed.ncbi.nlm.nih.gov/33243837

3　T. H. Sato, T. Uchida, K. Dote and M. Ishihara (1990), 'Takotsubo-like left ventricular dysfunction due to multivessel coronary spasm', in K. Kodama, K. Haze and M. Hori (eds), *Clinical Aspect of Myocardial Injury* (Tokyo: Kagaku Hyoronsha Publishing), pp. 56 – 64

（BNP）則顯示出他們的心臟腔室過度伸展。然而，進一步檢查這些病人，卻沒有表現出通常與心臟病發作風險有關的生理失調，如動脈狹窄或阻塞。事實上，大多數病人的動脈平滑且暢通。他們的心臟掃描則顯示左心室像氣球般膨脹，像是傳統日本章魚壺的形狀（按：蛸壺 *takotsubo*，是一種陶製的章魚陷阱），這就是此疾病正式醫學名稱的由來。他們的心臟肌肉因為某些原因突然變衰弱，並停止正常跳動——這個原因就是壓力。

　　研究人員發現，在老鼠體內注射大量腎上腺素，會誘使牠們的心臟腔室出現氣球膨脹特徵。[4]這表明高濃度的壓力荷爾蒙可能會誘發心臟肌肉的急性損傷。

　　引起心碎症候群的壓力可以是生理或心理壓力，舉例來說，有各種案例曾經歷伴侶過世、嚴重爭執、驚喜派對、極度恐懼、重大醫學診斷、失業、離婚、家暴、休克、肢體暴力、車禍、過度換氣、重大手術、敗血症、哮喘發作和感染造成COVID-19的病毒。

4　H. Paur, P. T. Wright, M. B. Sikkel et al. (2012), High levels of circulating epinephrine trigger apical cardiodepression', *Circulation*, 126, pp. 697– 706, pubmed.ncbi.nlm.nih.gov/22732314

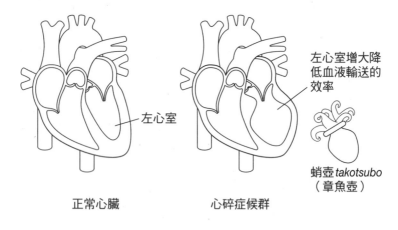

正常的心室，另一邊為心碎症候群的膨大左心室的和
一個*takotsubo*（蛸壺），此症候群由捕章魚陷阱命名

　　女性比男性更容易發作，約有90％的案例發生在女性
身上，而且50歲以上且曾有腦傷、癲癇、焦慮症或憂鬱症
病史的女性中更常見。罹患過一次心碎症候群發作，或許表
明更容易罹患此症，約20％的人會經歷不只一次發作。雖
然發作（像動脈斑塊破裂引起的心臟病發作）可能會造成死
亡，不過大多數人（約95％）的症狀是暫時的，在幾天、
幾週或幾個月內，心臟就能回復正常功能。[5]

5　P. Eshtehardi, S. C. Koestner, P. Adorjan et al. (2009), 'Transient apical
　　ballooning syndrome', *International Journal of Cardiology*, 135 (3), pp. 370– 5,
　　pubmed.ncbi.nlm.nih.gov/18599137

有許多人研究過，壓力相關的心臟症候群，能不能透過中斷神經系統對心臟及血管的影響來治療？曾經有小型研究刺激迷走神經——支配副交感神經系統，並連接大腦與心臟、腸胃的神經複合體——看能不能幫助控制癲癇、焦慮症、憂鬱症、頭痛和疼痛等疾病混合發生。[6]迷走神經調節專家史蒂芬・波格斯（Stephen Porges）曾調查一種幾乎無侵入性的方式來活化副交感神經系統：瑜珈。[7]

　　波格斯和其他科學家一直在研究，瑜珈和類瑜珈訓練該如何透過「上到下」和「下到上」的過程來調節神經系

6　H. F. J. González, A. Yengo-K ahn and D. J. Englot (2019), 'Vagus nerve stimulation for the treatment of epilepsy', Neurosurgery Clinics of North America, 30 (2), pp. 219– 30, pubmed.ncbi.nlm.nih.gov/30898273; I. S. Anand, M. A. Konstam, H. U. Klein et al. (2020), 'Comparison of symptomatic and functional responses to vagus nerve stimulation in ANTHEM- HF, INOVATE- HF, and NECTAR- HF', European Journal of Heart Failure, 7 (1), pp. 75– 83, pubmed. ncbi.nlm.nih.gov/31984682; J. Hadaya and J. L. Ardell (2020), 'Autonomic modulation for cardiovascular disease', Frontiers in Physiology, 11, art.617459, www.ncbi.nlm.nih.gov/pmc/articles/PMC7783451

7　S. W. Porges (2011), 'The polyvagal theory: New insights into adaptive reactions of the autonomic nervous system', Cleveland Clinic Journal of Medicine, 76 (S2), pp. S86– 90, www.ncbi.nlm.nih.gov/pmc/articles/PMC3108032; M. B. Sullivan, M. Erb, L. Schmalzl et al. (2018), 'Yoga therapy and polyvagal theory', Frontiers in Human Neuroscience, 12, p.67, www.ncbi.nlm.nih.gov/ pmc/articles/PMC5835127

統。[8] **上到下過程**（Top-down processes）包含從大腦傳到身體的訊號——大腦有意識或潛意識轉移注意力和意圖。你可以透過注意自己的想法或情緒來調節這部分，或主動將你的注意力和意圖導回到你希望它所在之處並。**下到上過程**（Bottom-up processes）包含從身體傳到大腦的訊號——也就是你用來控制呼吸速率、姿勢和動作的方式，是瑜珈和類瑜珈訓練的基礎——用來調節你的心跳，並改善自律神經系統兩端的平衡。

自律神經系統掌控身體功能的關鍵，是維持我們生命的重要基礎，但這不代表你無法稍微控制這個自動化過程。而且在我來看，針對自律神經系統培養影響能力，對於改善心臟健康是非常重要的。

其中一個你能做的方法，是學習如何呼吸。

呼吸的古老藝術

大部分時間，你不需多想就能呼吸。不過，當你在做高

---

8 A. Gill Taylor, L. E. Goehler, D. I. Galper et al. (2010), 'Top- down and bottom-up mechanisms in mind- body medicine', *Explore*, 6 (1), pp. 29– 41, pubmed. ncbi.nlm.nih.gov/20129310

強度間歇（HIIT）訓練中做一組重複動作等施力動作時，你或許會注意到呼吸速率會增加，甚至感到喘不過氣。當你害怕或有壓力時，呼吸速率也會上升。而當你正在休息和消化時，呼吸會慢下來。

呼吸可以調節身體的「戰或逃」模式和「休息和消化」模式之間的平衡，且這件事以科學觀點理解得愈來愈深入。改變你呼吸的方式會傳送「下到上」的回饋到自律神經系統，將它從「戰或逃」切換到「休息和消化」模式。同時也更容易進入情緒的自我調節和平靜的狀態，並繼續維持——我稱之為「心模式」（heartset）。以緩慢、有意識的呼吸找到這心模式，能使你身體開啟一連串的變化，包含釋放能恢復全身健康的有益荷爾蒙。

這不是全新的概念。1935 年，有一位法國心臟科醫師瑟雷斯・布羅斯（Thérèse Brosse），啟程去印度研究傳統靜坐訓練。在邁索爾（按：Mysore，印度南部一邦，特色是科技業發達的古都）的皇宮，她與奎師那阿闍梨（Tirumalai Krishnamacharya）見面，後者常被稱為「現代瑜珈之父」。奎師那阿闍梨宣稱，他的呼吸運動讓他能掌控他的身體，使他能暫時停止他的心跳。布羅斯為大師固定一組心電圖，並驚奇地看著他的脈搏慢下來，直到紀錄指針似乎完全靜止了

幾秒鐘。[9]

　　就算你可能無法做得跟邁索爾大師一樣好，你可以透過呼吸和生物回饋（biofeedback）來調節你的心跳——後者是一種利用觸覺、視覺或聽覺回饋來調節自律神經系統的技巧，並以此獲得心跳速率和血壓等身體功能的控制權。這是容易使用的壓力管理技巧中最好用的其中之一，而且只需3分鐘即可。

學習調節你的心跳

1. 用你滿滿的專注力感受心跳30秒。這代表不能傳電子郵件、不能講話、不能傳訊息、不能看電視或YouTube。閉著眼睛或許能幫助你集中精神。
2. 仔細注意著心跳的規律。不用真的算心跳速率。注意你可以如何改變自己的心跳速率。
3. 30秒後，從腹部開始深呼吸，直到肺部完全擴張。接著，慢慢呼出全部的空氣。

9　T. Brosse (1946), 'A psycho- physiological study', *Main Currents in Modern Thought*, 4, p.77; W. Broad (2013), *The Science of Yoga* (New York: Simon & Schuster); J. Hamblin (2014), 'Dead or meditating?', Atlantic, 30 May 2014, www.theatlantic.com/health/archive/2014/05/dead-or-meditating/371846

4. 接下來，降低你的呼吸速率，慢慢吸氣 5 秒，然後吐氣 5 秒。如果你沒辦法持續 5 秒，試看看 3 秒，逐漸增加你每次呼吸的時間。

5. 重新注意你心跳的規律，注意你心跳速率隨每次呼吸起伏的微小改變。

6. 加碼步驟 1：開始想像以下畫面：我正在透過呼吸來自我調節身體，而且我利用這些呼吸的力量，將我的心臟、身體和意識沉浸在最理想的健康裡。你可以在腦中想像這些話語（或類似的語彙），或大聲說出來，使你更容易做到。

7. 加碼步驟 2：你的呼吸不只能讓你的脈搏變慢；它還能降低你的血壓。如果你有家用血壓計就能觀察到這點。測一次你的血壓值，然後用穩定的速度呼吸 3 分鐘，接著測另一次。你的血壓計會在脈搏慢下來後持續測出較低的血壓值。

調節呼吸是個增進健康和安適感的安穩生理方式，但時常有待發覺。它能改善呼吸性竇性心律不整（respiratory sinus arrhythmia）——白話來說就是**心率變異（HRV）**。若有人罹患冠狀動脈疾病、高血壓、心衰竭和其他心血管疾病，訓練呼吸和生物回饋的心跳調節技巧已經不斷顯示能降

低壓力,並增進健康成果。[10]

　　詹姆斯・內斯特(James Nestor)的暢銷書《3.3秒的呼吸奧祕:失傳吐納技法與最新科學研究的絕妙旅程》(按:Breath,中文版於2021年由大塊文化出版)寫到,一個「完美」的呼吸要吸氣5.5秒,接下來吐氣5.5秒。有些研究人員相信,對於平靜或抑制「戰或逃」反射,以及活化或上調「休息和消化」模式,這樣的呼吸起伏有很理想的校正效果,但實證仍不足以顯示呼吸更久或更短暫會有什麼不同的效果。所以你可以從自己覺得舒服的時間長短開始呼吸,放慢你的呼吸,讓你的脈搏慢下來並改善你的HRV。我發現自己最喜歡持續8秒吸氣和吐氣。

10　S. Overhaus, H. Rüddel, I. Curio et al. (2003), 'Biofeedback of baroreflex sensitivity in patients with mild essential hypertension', *International Journal of Behavioral Medicine*, 10 (1), pp. 66– 78, www.ncbi.nlm.nih.gov/pubmed/12581949; J. M. Del Pozo, R. N. Gevirtz, B. Scher and E. Guarneri (2004), 'Biofeedback treatment increases heart rate variability in patients with known coronary artery disease', *American Heart Journal*, 147 (3), p.545, doi. org/10.1016/j.ahj.2003.08.013; F. Luskin, M. Reitz, K. Newell et al. (2002), 'A controlled pilot study of stress management training of elderly patients with congestive heart failure', *Preventive Cardiology*, 5 (4), pp. 168– 74, pubmed. ncbi.nlm.nih.gov/12417824

變得更留心

　　歷經壓力時，我們的大腦和身體會釋放壓力荷爾蒙、增加心跳速率、增加呼吸速率等等，爆發一連串的自體反應。我們很容易會被牽扯進這些生物化學與生理改變的湧流中，隨波逐流，直到撞到充滿岩石的急流——由長期壓力造成的健康危機。但透過以正念為基礎的減壓方式，我們能訓練自己關掉對壓力的「自動駕駛」（autopilot）回應。

　　正念（mindfulness）領域是1970年代由喬·卡巴金（Jon Kabat-Zinn）所發展，他是麻薩諸塞醫學大學（University of Massachusetts Medical School）的教授。他長期實踐瑜珈和佛教禪修，宣揚這些練習有助於他那些正在經歷生病、疼痛和焦慮的病人，以及愈來愈普遍的長期壓力。正念冥想期間，你要抽離從生活的索求，並專注在你的呼吸、體內的感覺、動作和周圍世界的時時刻刻。

　　你也要留意你的想法和感覺——但通常是注意到它們正闖入時的當下那一刻。這是因為我們的頭腦會持續思索之後的情境：重溫過去或想像未來。這技巧對學習和計畫很有用且必要，而且確實是人類社會和文明的重要驅動力，我們能思考行為的後果，並找出改善方法，繼續前進。但是，它很難被消除！而且思想是很強大的：我們的身體經常回應心理

版本的過去和未來，一如身體回應當下的方式，它會釋放壓力荷爾蒙、增加心跳速率和做其他一切同樣的事情。所以正念包含更注意我們的想法和感覺，並花更多時間在此時此地。

大多數實踐者建議，正念需要好幾週規律的半小時練習，以重新連接大腦的思緒，讓平常思考過去和未來的習慣變成專注當下。但你可以開始在每天的活動中練習變得更留心。思考一些你平常會以「自動駕駛」方式的簡短事務，像是刷牙、洗澡、飯前洗手或吃點心。你每天處理它們時，停止自動駕駛的方式，然後將你全部的感覺都放在它身上。你看到、聽到、摸到和嚐到了什麼？當你發現頭腦開始在想法或感覺中遊蕩——你老闆寄的電子郵件內容、你對即將到來的週末的興奮，還是其他任何東西——留意它，但接著將它擱在一旁，下次再處理它。將你的注意力拉回到現在此刻，還有你看到、聽到、摸到和嚐到的東西。真正活在此刻。

起初這可能很有挑戰性。你可能會開始斥責自己難以活在此刻。譴責自身的失敗是分心到過去的另一個方式——甚至是前幾分鐘的失敗。將這樣的譴責也放在一旁。放下過去和未來需要練習，甚至連最有經驗的正念實踐者也無法完全放下它；他們只是在辨識這些想法和感覺的入侵，並更有效率地把它們放在一旁。所以他們不容易累積壓力荷爾蒙。

活在此刻有明顯的好處。人們若曾學過每天做15分鐘超覺靜坐（transcendental meditation），死於心臟病發作和中風的可能性會降低一半，而且他們的壓力和血壓值都會比較低。[11]

保持「冷」靜

有一句英文成語描述了感到壓力時維持平靜的好處——在很熱的情況下保持冷靜的頭腦（keep a cool head in a hot situation）。雖然聽起來像是比喻，但有些情況或許可以如字面一般套用。

我最喜歡的瑜珈對身體健康好處的理由之一是出自亞歷山德拉‧大衛一妮爾（Alexandra David-Néel），她是一位活到101歲的探索者。她在1927年出版的《拉薩之旅》（My Journey to Lhasa）一書當中分享了一個不可置信的故事，她在高海拔的青藏高原時，如何使用一種稱為吐默（tummo）的冥想呼吸技巧，得以在寒冷的溫度中維持體溫。一個比較

11　R. H. Schneider, C. E. Grim, M. V. Rainforth et al. (2012), 'Stress reduction in the secondary prevention of cardiovascular disease', *Circulation, Cardiovascular Quality and Outcomes*, 5 (6), pp. 750– 8, pubmed.ncbi.nlm.nih.gov/23149426

現代的應用場景發生在荷蘭人溫・霍夫（Wim Hof），他保持了好幾項耐力壯舉的金氏世界紀錄，包括浸在冰中最長時間——超過1小時又42分鐘——也是在冰天雪地中赤腳跑完半馬的最快記錄保持者：2小時16分鐘內。雖然他沒有接受過冥想的正式訓練，霍夫似乎重新找到與大衛─尼爾一世紀以前所描述的相似技巧。

　　霍夫的方法將冷的使用結合呼吸增強和思維模式改變。其中一個練習要你在洗澡結束時關掉熱水，然後沖冷水——我自己有在做的練習之一，並發現這令我精神煥發，特別是當我的皮膚感覺冷水開始變暖時。有端坐性心搏過速症的人在溫暖的環境經常會感覺更糟，而有些我的病人曾說過，沖冷水澡會感覺比較好，保持室溫低於他們家庭成員的容忍範圍也是。

　　溫・霍夫也建議人們練習盡己所能閉氣更久，連續3～4次。當我這樣做時，我感覺到全部的感官在2分鐘時開始進入一種極端警醒的狀態。我數著秒數，2：01，2：02，2：03，我開始覺得大腦、肺和心臟在燃燒。我繼續延長到2：12，2：13，2：14……然後我無法再閉氣了。我急速深吸一口氣，並滿足對空氣的渴望。幾乎是立刻見效：我感到無比的放鬆，然後我在尖叫的感官馬上冷靜下來，僅僅在一個呼吸之間。

　　想必，你一定在想，用這種方式活化交感神經系統是在製造壓力，而壓力會導致發炎──這不是件好事。我個人認為，這些練習會模擬急遽迸發的交感神經系統反應，如同我們演化祖先生活時普遍經歷的，並能幫助訓練身體快速消除壓力，而不是讓它滯留並變成長期壓力。對我們來說，這可能是最接近劍齒虎撲向我們的感覺了──但又不會真的有被吃掉的威脅。

　　突然的冷水驚嚇或是延長的憋氣會使心臟異常加劇。所以假如你已經有心臟相關疾病，請先與醫師討論，再著手進行溫・霍夫的訓練方式。

睡個好覺

　　我們的副交感神經系統在睡眠時握有主導權。研究顯示，連續的睡眠循環（日常作息裡，每晚介於 7 ～ 9 小時）對調節身體免疫反應是不可或缺的，[12] 而且睡眠有益於你的心臟健康。生長荷爾蒙（growth hermone，體內能促進修復

---

12 L. Besedovsky, T. Lange and J. Born (2012), 'Sleep and immune function', *European Journal of Physiology*, 463, pp. 121– 37, link.springer.com/article/10.1007/s00424- 011-1044- 0

的荷爾蒙）會在晚上睡覺時遽增。這種荷爾蒙是血管內膜受損時的修復關鍵。

另一方面，睡眠不足會導致高血壓，[13]而且人們睡眠少於6小時的話，傾向罹患動脈粥樣硬化的機率會高出2～3倍。[14]

除此之外，缺乏睡眠似乎與發展出胰島素阻抗、代謝症候群和糖尿病的高風險有關，有第二型糖尿病的人更容易罹患長期睡眠不足，平均來說每天睡不到6小時。當人們睡眠較短暫時，身體似乎更容易燃燒儲存在肌肉的燃料，而非脂肪內的。[15]研究人員在實驗中發現，被剝奪睡眠時，人的飢餓感會失控，與睡眠良好的隔天相比，人們對食物的渴望使他們平均會多攝取300卡路里。[16]

當談到睡眠和壓力時，其他反饋迴路也已經準備好要啟

13 O. Tochikubo, A. Ikeda, E. Miyajima and M. Ishii (1996), 'Effects of insufficient sleep on blood pressure monitored by a new multibiomedical recorder', Hypertension, 27 (6), pp. 1318– 24, pubmed.ncbi.nlm.nih.gov/8641742

14 F. P. Cappuccio, D. Cooper, L. D'Elia et al. (2011), 'Sleep duration predicts cardiovascular outcomes', European Heart Journal, 32 (12), pp. 1484– 92, pubmed.ncbi.nlm.nih.gov/21300732

15 M. Walker (2018), Why We Sleep (London: Penguin)

16 K. L. Knutson and E. Van Cauter (2015), 'Associations between sleep loss and increased risk of obesity and diabetes', Annals of the New York Academy of Sciences, 1129, pp. 287– 304, www.ncbi.nlm.nih.gov/pmc/articles/PMC4394987

動：壓力會造成失眠，而睡眠剝奪會造成壓力；[17]而多做一點運動會減少壓力，改善睡眠。[18]

重要的不只是要斤斤計較睡眠的時間；讓你的大腦和身體準備好入睡也很重要。這指的是真的切掉意識並躺在棉被裡。現在已經證實，在你睡前半小時使用手機，或甚至把手機放靠近你的床，會干擾睡眠並導致睡眠品質較差及睡眠時間較短。

所以請致力於養成規律的入睡和起床時間，並在晚上給自己30分鐘到1小時的沉澱時間，沒有螢幕、沒有手機、沒有明天的計畫。我發現做正念呼吸練習是能讓自己準備一夜好眠的好方法。

建立社群與同情

人類並非生來孤獨生活。我們仰賴他人來獲得健康和安

---

17 M. Nollet, W. Wisden and N. P. Franks (2020), 'Sleep deprivation and stress', *Interface Focus*, 10 (3), 20190092, pubmed.ncbi.nlm.nih.gov/32382403

18 N. Rafique, L. Ibrahim Al- Asoom, A. Abdulrahman Alsunni et al. (2020), 'Effects of mobile use on subjective sleep quality', *Nature and Science of Sleep*, 12, pp. 357– 64, www.ncbi.nlm.nih.gov/pmc/articles/PMC7320888

適感。[19]社會支持較強的人較能處理壓力，且血壓值較低。[20]若人們對親近者依附感薄弱，並缺少自己屬於社區的感覺（社會融合，social integration），心臟疾病發生率較高。[21]

孤獨是一種對生存有威脅的狀態。隨著時間流逝，它會降低我們對事物的感受——意思是，對別人的關心——和自尊，導致長期壓力和焦慮，會驅使發炎反應和相關疾病。這就是為什麼美國衛生局局長維維克·穆爾蒂（US Surgeon General Vivek Murthy）說，他認為孤獨是新興的健康危機。他已經將當地團體與活動的資訊作為公共健康運動的任務之一，以改善疾病和受傷的風險。 他開立當志工和服務他人作為緩解孤獨的處方。這些活動推動我們接觸他人，並讓我們關注的對象從自己轉移到其他人。他們讓我們覺得自己有價值且對世界有所貢獻。

---

19 R. A. Bryant (2016), 'Social attachments and traumatic stress', *European Journal of Psychotraumatology*, 7, art.29065, www.ncbi.nlm.nih.gov/pmc/articles/PMC4800287

20 X. Lu, H.- S. Juon, X. He et al. (2019), 'The association between perceived stress and hypertension among Asian Americans', *Journal of Community Health*, 44 (3), pp. 451– 62, www.ncbi.nlm.nih.gov/pmc/articles/PMC6504578

21 K. Orth- G omér, A. Rosengren and L. Wilhelmsen (1993), 'Lack of social support and incidence of coronary heart disease in middle- aged Swedish men', *Psychosomatic Medicine*, 55 (1), pp. 37– 43, pubmed.ncbi.nlm.nih.gov/8446739

有同情心使我們和我們周遭的人感覺很好，且它也對健康和長壽有強大的效果。朱里安‧亞伯（Julian Abel）是一名緩和療護（palliative）顧問，表示同情心對改善健康結果來說是很有效的介入方式，勝過告訴別人戒菸酒、改變他們的飲食或做更多運動。他是「同情心弗羅姆計畫」（Compassionate Frome Project）的一員，這個令人印象深刻的社區倡議，致力於於終結英國薩莫塞特郡（Somerset）弗羅姆鎮的 28,000 位居民的孤獨。全科醫師創立一組組的在地小組，將人們聚集在一起──唱詩班、運動小組、創意寫作工作坊。他們培訓「社區連結者」（community connectors）來協助引導居民獲得資源來解決其問題，如日益增加的債務、找房的需求或僅僅是社交。這些連結在 2013 ～ 2017 年之間建立後，緊急入院的比率下降約 30％──且周圍區域同時間的入院率上升了 17%。弗羅姆的居民說，他們的生活品質也提升了。[22]

有趣的是，連結和社區的效益可能與不同形式的壓力反應有關，稱為「照料與結盟」（tend and befriend），這是心

22　J. Abel, H. Kingston, A. Scally et al. (2018), 'Reducing emergency hospital admissions', *British Journal of General Practice*, 68 (676), pp. e803– 10, doi. org/10.3399/bjgp18X699437

理學家雪莉・泰勒（Shelley Taylor）一直在研究的議題。[23]
有心理壓力時，會釋放荷爾蒙**催產素（oxytocin）**。這種荷
爾蒙會連結到人類尋找他人的慰藉，及給予愛人和盟友慰藉
的衝動。高濃度催產素會在剛生完小孩的母親身上見到，而
且被認為能幫助母親們聯繫到新生兒。人們能求助於家庭和
朋友的支持網絡時，便會減少腎上腺素和其他「戰或逃」荷
爾蒙的影響，所以對壓力源的反應可能不是戰或逃，而是照
料與結盟。研究進一步指出，在家人和朋友缺席時，釋放催
產素會導致更多壓力，產生負面循環，所以在壓力的當下，
求助於朋友和家庭對人有益，字面意義或實際意義皆然。

真心關心你的心

我們都生活在一個充滿壓力源和索求的忙碌生活。有人
覺得自己有「足夠」的時間去做每天想做的每件事嗎？而且
每人每天能量有限，我本人對此了解太深了。

2020年初，我和我哥聊天，他正在分享他的靈性旅
程，並推薦東西給我閱讀，建議我試著將更好的平衡帶入我

23　S. E. Taylor (2006), 'Tend and befriend', *Current Directions in Psychological Science*, 15 (6), pp. 273– 7, doi.org/10.1111/j. 1467-8721.2006.00451.x

的生活。自某刻起，我沒再聽到他說了什麼，腦中充斥著對我時間和精力的需求。「我沒時間做這個。」我果斷地告訴他。「你不了解我有多少病人要看、多少研究要做、收到了多少電子郵件，我已經沒有足夠的時間陪家人了。」我繼續說。我所講的理由非常實際且令人信服，但當我說完時，我瞬間認知到：當我勸病人改變生活型態，以專注在健康和安適感時，他們會告訴我一些故事，和我所說的藉口沒什麼不同。我知道做出生活型態的改變對罹患嚴重心臟疾病的病人來說很急迫。對沒有心臟疾病的人或是尚未不知道自己罹患的人來說也是如此。

這樣的領悟啟發我去整理出一系列壓力處理訓練，讓最忙的人也能有時間做——而且我在生活中親自測試它們，因為我沒辦法建議別人去做連我自己都沒時間做的東西。以下有三種訓練方式可以當作每天的開始——表達由衷的感謝，專注在你的呼吸，和設定健康目標——再加個有空時重置壓力（stress reset）。

表達由衷的感謝

不要聚焦在你有沒有時間或有沒有精力，而是選擇每天找時間將你的注意力擺在真正重要的事上——也就是你覺得

感恩的事。並感激它們。因為感謝是最強烈的正向情緒之一，而且研究顯示感謝能增進快樂、健康和安適感。[24]要提升這些正向情緒，可以在早上首先做感謝起床練習（gratitude wake-up exercise），來幫助你調適心情和你一整天的精神狀態，降低你的壓力程度並增加平靜、連結和滿足感。

關掉早上的鬧鐘後，大部分人會馬上拿手機查看我們睡覺時發生什麼事：未讀的電子郵件和訊息、夜間新聞、天氣預報的變化。或者，我們會開始把我們腦中想到今天要完成的事列出清單。不過，頻繁檢查訊息和列待辦事項，會造成一連串的腎上腺素高峰期——在我們從令人放鬆的睡覺中被喚醒的那一刻就有一個立即的恐慌反應，將我們拉出當下起床那一刻的快樂。

當你起床時，不要留心手機和待辦清單，而是回想「我已擁有的事物」清單：

1. 躺在床上或坐著，想著你想感謝的事。事情可以很簡單，像是睡了一個好覺，在愛你並緊密了解你的伴侶

---

24 L. Jans- Beken, N. Jacobs, M. Janssens et al. (2020), 'Gratitude and health', *Journal of Positive Psychology*, 15 (6), pp. 743– 82, doi.org/10.1080/17439760.2 019.1651888

旁起床，享受你的工作或還能在附近的公園或運動場
走走。

2. 現在，想想你覺得感謝的人。可以是你的伴侶、關愛
你的父母、兄弟姊妹或小孩、如朋友、鄰居或同事等
更廣的人際網絡、善解人意的老闆、在當地超市或職
場友善且細心的員工。只要你覺得喜歡，不論遠近，
都可以將你的感激之網涵蓋上去。

3. 現在讓自己充滿對這些事和人的感激之情。驚嘆生活
的驚奇，並對擁有這些東西能感謝感到喜悅。

所需時間：3分鐘。

專注呼吸

現在花一點時間來呼吸──單純呼吸就好──再來開始
新的一天。不需要像本章「學習調節你的心跳」所寫的一般
學習調節你的脈搏，或者從瑜珈、正念或其他訓練所學其他
特定的冥想呼吸運動。就單純是一段你用舒服、緩慢的速度
吸氣和吐氣的時間，將你的注意力僅僅專注在你呼吸的規律
性。

不管你只是單純地呼吸，或是專注在呼吸並在呼吸時緩
下脈搏，我都建議呼吸的時間要3分鐘以上。這會讓你有時

間能從感謝的想法當中平靜下來，並將呼吸進入正念注意當中，活化你的副交感神經系統。

如果時間允許，你當然可以花更多時間在呼吸上，我通常每天早上會花10分鐘做呼吸當成起床事項，吸氣8秒鐘再吐氣8秒鐘，一遍又一遍。當我開始嘗試時，我使用一個Android和iPhone都能用的良好生物回饋工具，稱為Inner Balance from HeartMath（heartmath.com），來幫助引導這段時間裡的呼吸。這個app能讓我看到我的心率變異（HRV）即時改變，以回應我的想法、感覺和呼吸模式。當我呼吸時注意到擾人、有壓力的想法和感覺產生，我的心跳速率變得更參差不齊和不安穩；當我在整個呼吸訓練的過程中能表達深深感謝的感覺時，就會產生穩定、健康HRV的模式並持續，有時在練習後的好幾分鐘仍繼續，伴隨著持續較久的安適感。了解這些相當有啟發，幫助我親自理解生活的壓力，和感謝活動與花時間在呼吸上的效益。

以前那老舊、筋疲力盡的我可能會認為每天早上花10分鐘僅僅呼吸是在浪費時間。但這卻逐漸成為我每日行程中最重要的一部分，奠定了我的成就感和富有生產力的一天。（可拜訪 drboonlim.co.uk/heart-healthy，看看呼吸如何直接建立健康的 HRV 模式。）

所需時間：3 ～ 10分鐘

建立健康的目標

感覺到感激後，專注在你今天真的想完成的事。

設定目標的人會覺得有比較好的動機、自尊和自信，而且為自己的行動賦予意義，將做的事連結到想要的結果，如改善健康。[25]比那些不常為自己設定目標的人，設定者更容易成功達成他們的目標。將目標寫下來的人更容易達成；而告訴別人你相信你的目標，並讓他們知道你做了多少──感覺要對別人負責──也會增加成功的可能性。[26]

我建議選擇一個單一、強烈、自我提升的目標，能讓你稍微跳脫你的舒適圈──像是在你的訓練日常中加入一個能促使身體健康的新 HIIT 運動，或偶爾跟你還未說過話的人表達善意，親自與他建立關係。在接下來的 12 ～ 16 小時，將你的目光放在你能完成的事──這目標能讓你更容易維持活在當下而非思考未來計畫，而這能讓你保證你會竭盡所能

25　E. A. Locke and G. P. Latham (2006), ‘New directions in goal- setting theory’, Current Directions in Psychological Science, 15 (5), pp. 265– 8, doi.org/10.1111/j.1467-8721.2006.00449.x

26　G. Matthews (2015), ‘Goals research summary’, quoted in Sarah Gardner and Dave Albee, ‘Study focuses on strategies for achieving goals, resolutions’, Dominican University of California, 1 February 2015, scholar.dominican.edu/cgi/viewcontent.cgi?article=1265&context= news-releases

在今天完成你的目標。

1. 坐直，思考你想在今晚睡前完成的一個目標。
2. 檢視自己。你接下來12小時可以做什麼？且要是你能夠完成的。
3. 激勵自己。將你的目標與更遠大的目的連結，如改善你的心臟健康。
4. 與自己做約定。現在寫下你的目標，然後若有人可以分享就告訴他們。將你寫下的目標當成一個提醒，不要因為整天的索求而忽略它。
5. 定時檢查，中午時做個目標檢核，如果還沒有完成，你能為你的目標挪出一點時間嗎？接著，大約睡前3小時，再檢查一次——然後在一天結束前為你的目標空出點時間。

所需時間：1～2分鐘設定目標；需要多久會根據你的目標而有所不同！

壓力重置

你也可以用一種60秒的「壓力重置」（stress reset）來抒解一天的壓力。任何時候能做——當你感到壓力上升或是

在你的日程中有空擋時。

1. 1分鐘開始時，吸氣和吐氣超過10秒。

2. 1分鐘結束前繼續做，將注意力集中在你的呼吸上。

你將會驚訝於做完這個練習你會感覺到多不同，這會馬上減少壓力反射。

所需時間：1分鐘，每天喜歡做幾次就做幾次。

更好的平衡

我在我的診所裡一次又一次告訴我的病人，他們的生活中有長期壓力──通常是持續好幾星期的高強度壓力，混合個人、工作和社會面向。是的，要治療一些心臟疾病可以用藥物或一些處置方式，或是藉由吃得健康和做更多運動改善你的健康，而不是處理讓你進入焦慮或沮喪狀態的事情。而且在某些案例中，造成你焦慮或沮喪的事物並不在你的掌控內。但是，你能控制你感覺到壓力的效果有多久和多強，以及身體為此承受多少損傷。不要一天又過去，你還在說明天再來改變生活型態來減少和處理壓力。

用五個祕訣來創造更好平衡

在生活中建立一個更好的心理和情緒平衡，對身體健康和安適感是至關重要的。現在就開始改變，從只需要3分鐘的呼吸開始，能馬上改善你的心臟和你的健康。

1. **建立每日例行事項**：例行事項是要進步時的強大工具，它們讓你建立能減少壓力的習慣。你可以建立包含數個意圖的例行事項，如做你的起床感激、呼吸和目標設定練習；比平常提早10分鐘出發去你的目的地，以便多走一道街口或中途停下；在家庭聚餐時，收起所有桌上的手機；在一天設定的時段裡關掉工作裝置，讓你能專注在你的家庭、你的個人興趣、你的健康和你自己；或在睡前1小時平靜下來——所有一切比照辦理。

2. **放慢你的呼吸**：每天更常花點時間緩慢呼吸。這種呼吸方式可以用在你起床時、你注意到自己有壓力或情緒化時、你準備好要睡覺時，和你不時發現的1、2分鐘空擋。你也會發現更久的呼吸冥想（類似瑜珈或正念冥想）很有幫助。

3. **多觀察**：花點時間在多注意當下的時刻——吹在皮膚

上的風、天空的顏色、踏實坐在椅子上的感覺、你想到珍愛的人（或是期限）的時刻所湧上的情緒、你的呼吸和心跳速率。正念練習是用來幫助訓練你的大腦多多關注當下，而非過去和未來，減少長期壓力的衝擊。另一種對健康有好處（且能降低壓力值）的方式是觀察你擁有什麼並對其感恩──並且每天溫習這些正面感覺。

4. **多運動**：經常運動是很好的紓壓方式。它會促進交感神經系統釋放腎上腺素，讓後者用在自然原本的用途──在短暫迸發的健康身體活動中移動肢體和跳動心臟。HIIT 鍛鍊很適合訓練你的身體從「戰或逃」模式中快速轉換出來──運動後沖澡時使用溫・霍夫的一柱冷水也有一樣的功效。

5. **睡個好覺**：睡眠、壓力和免疫功能在很多方面是相互關聯的，對每個人來說，設定 7 ～ 9 小時的睡眠時間目標是不可或缺的。

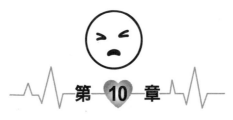

第 10 章

全面照顧你的心臟

　　超過90％的心血管疾病取決於你的生活方式。即便有10％的人遺傳對特定疾病的高易感性（susceptibility），當他們遵循的生活型態專注在維持健康體重、吃健康飲食、規律運動和減少壓力影響時，也能降低50％的心血管疾病發展風險。

　　這就是為什麼我相信，轉換你的思維模式和「心模式」（heartset）對你的健康和安適感是最重要的基礎。

一個正向的思維模式和心模式

　　改善健康最多的原因是將對注意力和意圖轉向健康的生活型態改變。因此我在此恭喜你──你已經花了很多的注意力在你心臟的健康上，學習心臟如何運作，以及你能讓它更健康的方式。是時候下定決心，讓自己的意圖更堅定，來改變思維模式──投資時間、精力和其他資源，確保你理解所獲得的知識，並讓它成為你每天生活的方式。理解情緒的重

要性，和它對心臟健康有直接顯著的影響力，將會有助於改善你的「心模式」——也就是以心靈為中心的情緒狀態，它會定義我何回應情境的方式。

人很容易會落入一種思考陷阱，覺得自己的時間和精力被壓縮，難以堅守改變飲食、運動和處理壓力方式的承諾。你可會想，當我忙到幾乎只有 20 分鐘能安排購物，我是要怎麼堅持選擇更健康的食物？更不用說用新鮮食材計畫並準備均衡的一餐了。我之前嘗試三次都還沒成功，為什麼這樣的飲食能幫助我減重？當我上 12 小時的班後，怎麼找得出時間動一動和多運動呢？而且如果我感覺時間被壓縮，且對吃得更好和多運動有壓力，那我什麼時候才能練習呼吸和正念？我老闆又沒有給我休息時間去冥想。

承認這些想法，並看見它們真正的意思：這些都只是理由，你不想改變現在的生活和照顧自己的方式。想想你愛的人和愛你的人——你的伴侶、小孩、父母、兄弟姊妹，更多家人和朋友。接著再想想你在生活中還想做的所有事：想去看的地方、想讀或想寫的書、想達成的個人最佳成績、想獲得晉升、想創建的事業、想見證或參與的事件——或許包括你退休時首先要做的個人大計畫、金婚紀念日，或是孫子或曾孫的誕生。真的去試著想看看。

現在，在你腦海中直直看著這些動機，告訴自己：

- 我的健康是我生命中的第一順位
- 我的心臟是我健康裡的第一順位
- 我的心臟健康是不可妥協的

全面心臟健康的「4E」

當我認真思考我最成功的病人的歷程——不管是從心臟病發作中康復、克服端坐性心搏過速症或反轉第二型糖尿病——我注意到他們有四個共同特徵。這不是共同的身體或基因型態；而是他們承諾自己改變生活形態以改善健康的四種共同方式。我稱之為全面心臟健康的「4E」：教育（education）、期待（expectation）、賦權（empowerment）和執行（execution）。

1. **教育自己**：我最成功的病人會去了解他們自己的疾病和其成因，將他們所做的事情連接到他們的感受並接受。我看到培育好奇心的成果這麼好之後，現在都會開學習的「處方」給病人，合併藥物或手術。作法或許是讀一本主題是活得長壽又快樂的書，如埃克特．賈西亞（Héctor Garcia）及法蘭賽斯克．米拉萊斯（Francesc Miralles）的書《富足樂齡：Ikigai 日本生

活美學的長壽祕訣》（按：原文為「Ikigai: The Japanese Secret to a Long and Happy Life」，中文版由文經社出版），聽聽朗簡・查特吉醫師（Dr Rangan Chatterjee）的 Podcast《心情好，活到老》（Feel Better, Live More），或看安慰劑效應力量的 TED talk。

請培育你的好奇心——每天學習新東西的意願——不管是對身體的實質健康，或是其他能鼓勵你情緒和心理安適感的議題皆可，如你居住社區的歷史，或是如何彈奏你一直很喜歡聽的樂器。請將改變飲食、運動和壓力處理的方法作為一種學習經驗：承諾學習和發展的不僅是新嗜好，而是新技能。

學習新事物會促進驚奇感、喜悅和成就感，還有完全處在當下那一刻的感覺，不會因過去或未來分心。回想一個讓你完全沉浸在當中的活動，沒注意到時間不僅流逝幾分鐘，而是幾小時。或者是回憶起幼童踏出成功的第一步，並且突然明白自己將會走路了，臉上那種無法控制的喜悅表情。不管我們的年齡、生命的階段或身體的狀況，我們所有人都能經歷那種高昂的情緒及那一刻的正念——而且它對心臟有益。

2. **期待一個更好的未來**：我最成功的病人對恢復健康懷
   有現實、樂觀的期待。在我的臨床經驗裡，這並不特
   別。有一篇回顧研究發現，罹患心血管疾病的人若有
   正向的心理觀點，且對未來感到樂觀，更容易有好的
   健康成果。[1]

   正向心理學領域的創辦人馬丁·賽里格曼
   （Martin Seligman）表明，樂觀不是把你的處境描述
   成快樂的，而是與你思考處境成因的方式有關。你認
   為你做錯了（悲觀），還是你已經盡力了，而且下次
   能做更好（樂觀）？你認為你是被困在這裡（悲
   觀），或事情能夠改變（樂觀）？成為樂觀者對你的
   健康大有益處。樂觀者更會去了解疾病的生活型態風
   險因子[2]，並改變生活型態，為改變自己尋求協助[3]。

1　C. M. DuBois, O. Vesga Lopez, E. E. Beale et al. (2015), 'Relationships between positive psychological constructs and health outcomes in patients with cardiovascular disease', *International Journal of Cardiology*, 195, pp. 265– 80, pubmed.ncbi.nlm.nih.gov/26048390

2　N. M. Radcliffe and W. M. P. Klein (2002), 'Dispositional, unrealistic and comparative optimism', *Personality and Social Psychology Bulletin*, 28 (6), pp. 836– 46, doi.org/10.1177/0146167202289012

3　L. Solberg Nes and S. C. Segerstrom (2006), 'Dispositional optimism and coping', *Personality and Social Psychology Review*, 10 (3), pp. 235– 51, pubmed.ncbi.nlm.nih.gov/16859439

在某種程度上，樂觀主義甚至似乎能為通常由壓力造成的發炎反應打預防針。[4]

　　幸運的是，賽里格曼也相信樂觀是能學習的，透過從處境中抽身，並用樂觀者的眼光去看它們：這不是我的錯，而且我能做得更好，一般來說像這樣的事結果會是好的；這只是一時的挫折而已。將你「最好的自我」視覺化——你達成志向時的未來生活會是什麼模樣——也是極其強大的。

　　所以每天找一些東西做為目標，並用樂觀態度前進來完成它，你一定可以的！

3. **賦予自己權利**：在制定和了解疾病治療方式時，我最成功的病人選擇做一位主動且對等的夥伴。他們將自己的生活型態改變視為與傳統醫療介入一樣重要——而且通常是更重要。他們去了解過自己的疾病及其成因，他想分享自己在飲食、運動和壓力處理方面的進步；並誠實面對他們正在奮鬥之處，因此能讓我幫助他們。我們能一起確認方向，並發展出適合他們生活

4　L. Brydon, C. Walker, A. J. Wawrzyniak et al. (2009), 'Dispositional optimism and stress- induced changes in immunity and negative mood', *Brain, Behavior, and Immunity*, 23 (6), pp. 810– 16, www.ncbi.nlm.nih.gov/pmc/articles/PMC2715885

的計畫。而且光是談談他們正在經歷的事就是抒發壓力了。

依據醫師的思維模式不同,這有可能是個挑戰。像我一樣的醫師們也需要改變我們的思維模式!如果你因為高血壓來到我的診所,最簡單的解決方式就是再檢查一次你的血壓,並開立最新有實證基礎的藥給你。這只需要3分鐘:工作搞定。但如果你在工作上有掙扎、有人際關係困難、吃得不健康、沒有運動,而且因為壓力的緣故,晚上只睡4小時?如果我沒有問你這些會引起高血壓的壓力源,且你也沒主動提供這訊息,它們就會被錯過。開給你的藥或許能作用一段時間,但你未解決的壓力源或許還會以其他方式繼續傷害你的健康。

這就是和醫師來一次敞開、誠實的討論是如此重要的原因,而且這也是在時間有限的健康服務裡,你通常需要主導這些對話的原因。請欣然接受以下看法:你就是必須改變自己生活的人,**讓醫師在需要時成為你的幫助者**。這會讓你賦予自己權利。

4. **執行你的計畫**:最成功的病人每天都會做有意義的事。他們有動機改善自己的健康和安適感,但也了解

自己需要努力才能達成。

一個遠大的志向，如改善你的健康和安適感，會令人覺得巨大到難以處理。你可以把計畫拆解成「微小步驟」（microstep），如《哈芬登郵報》（*The Huffington Post*）的創辦人亞利安娜‧哈芬登（Arianna Huffington）所言——「小到很難失敗」的步驟，以變得更有效率。[5]這個點子是以昆士蘭大學（University of Queensland）的社會心理學家羅伊‧鮑邁斯特（Roy Baumeister）的研究為基礎，他發現在自我控制方面做一些小小的改變（如提醒自己坐直），會增加其他方面的意志力。[6]經常重複做這樣的改變，它就會變成根深蒂固的行為——習慣。

神經科學家丹尼爾‧列維京（Daniel J. Levitin）詳細說明自覺性（conscientiousness）——對可靠呈現你各種最佳能力的奉獻努力——是決定你如何健康老化的最重要人格特質。所以想想看如何激勵自己做更多，並下定決心一次做得比一次更好。

5　A. Huffington (2019), 'Microsteps', Thrive Global, thriveglobal.com/stories/microsteps-big-idea-too-smallto-fail-healthy-habits-willpower

6　M. Muraven, R. F. Baumeister and D. M. Tice (1999), 'Longitudinal improvement of self- regulation through practice', *Journal of Social Psychology*, 139 (4), pp. 446– 57, pubmed.ncbi.nlm.nih.gov/10457761

　　要在心臟病發作後嘗試恢復健壯和健康，或許會包含很多小步驟，像是每天走路、將你每天禁食時間延後半小時，或每天晚上多睡半小時。當你將富有意義的微小步驟打勾時，也確保其中包含你連結生命中其他人的方法——不管他們是家人、朋友、同事或是更廣大的社區。如沖繩人般種植一座美麗的花園，讓其他人能享受，或在出去在大自然中走走，用有感染力的笑容與路人打招呼，不論心情如何。

　　光是寫下你日程中微小、容易執行的改變清單，就是你改善健康所採取的第一項微小步驟。明天再從清單中選一項微小步驟作為第二個。

你掌控著自己的心臟健康

　　我的理想世界是大眾能讓像我這樣的心臟科醫師「停業」，因為大家那時採用的生活型態選擇可以讓人類心臟有90％是強壯和健康的。在那世界，人人都是好奇、認真和被賦權的——且生活帶著滿心的感謝，並對自己和他人充滿同情心。

　　我相信一個由正向情緒的「心模式」所調節的專注思維模式，有潛力表現出無限充足的健康和安適感。所以你可以使用這樣的力量。採取行動，一步一步來，了解並期望你做

的改變可以讓你的心臟保持健康，往後也將繼續如此。開始
做改變的時機，就是此時此刻，不要後悔過去或害怕未來。
欣然接受每一刻並活著，彷彿生命是你的摯愛，永遠樂觀。
且了解你能掌控你的心臟健康、你的快樂和安適感。

擁有健康心臟的 10 個祕訣

1. 學會檢查你的脈搏：在你或其他人身上練習 60
   秒脈搏檢查（見第 1 章「測量脈搏」部分），這
   將會幫助你察覺心臟的快速跳動——壓力指標
   之一。如果你有心悸或非常異常的節律，考慮投
   資如 KardiaMobile 或 Apple Watch 等能記錄醫療
   等級的心電圖產品（見第 5 章），好讓你能與醫
   師分享，以確認早期診斷和治療。

2. 監測並控制你的血壓：買一台精準的上臂綁帶血
   壓計（stridebp.org）並了解你的血壓讀數（見
   第 2 章）。由於高血壓可能沒有任何症狀，直到
   你歷經心臟病發作或中風等嚴重的心血管事件才
   會得知，因此一旦有高血壓，請確實立即治療。
   假如你時常暈倒，確認一下是否有低血壓也很值
   得，並治療相關症狀（見第 6 章）。

3. 了解你的膽固醇值並維持在健康的範圍：請把握

做常規健康檢查的機會，檢測膽固醇。假如你的膽固醇有上升，請學習改變生活型態的策略，以減少膽固醇和整體的心血管風險（見第3章）。

4. 了解你的QRISK分數：你的QRISK分數（qrisk.org）會幫助你用淺顯易懂的方式了解心臟病發作的風險因素（見第4章）。當你填完時，思考自己能控制哪些生活型態因素（如戒菸），並專注在這些範圍做出改變。

5. 了解你的身體質量指數（BMI），致力達成健康範圍並維持：買一台精準的體重機，然後用網路計算機輸入你的BMI（公斤÷公尺²）。減重並降低你的BMI可能需要花點時間，但請拒絕嘗試極端節食的企圖，因為它難以維持。請你了解，你可以對飲食內容、時間、方式做出持續性的改變，這樣可以幫助減重，並增進你的心血管健康（見第7章）。

6. 學習更多有關飲食對心血管風險的影響：吃高含糖量的食物會導致脂肪儲存、促使發炎反應並增加你的糖尿病風險。停止吃高升糖指數（GI）的食物，並試著跳過早餐，吃八分飽就好（見第7章）。這些改變通常會比你想的容易實踐，而且在幾週內就可能看到效果。

7.在你的日程中安排一些運動：運動能幫助訓練你的心臟肌肉，讓你的動脈保持彈性並降低壓力。從一段時間裡悄悄做 5 ～ 10 分鐘的高強度間歇性訓練（HIIT）——如等水燒開時，快速做一系列的深蹲、伏地挺身和仰臥起坐——是在日程中安排一些運動的快速方法（見第 8 章）。

8.致力於睡 7 ～ 9 小時：請了解睡眠是對你健康和安適感的投資：它會促進免疫力和生產力，讓頭腦清晰並促進長壽（見第 9 章）。如果你會打鼾或在晚上剛入睡時就頻繁地醒來，請與醫師討論檢查阻塞性睡眠呼吸中止症（OSA），因為它可能會導致長期的心臟問題（見第 5 章）。

9.呼吸更慢更深：深呼吸減壓運動——吸氣 5 秒並呼氣 5 秒，做 2 ～ 10 分鐘——會減少「戰或逃」反射，讓壓力演變成長期壓力前就消失。這將減少你高血壓的風險（見第 2 及第 9 章）。

10.相信自己表現出心臟健康進步的能力：有了正向的思維模式，現在你就可以開始做微小步驟，改善你的心臟健康、你的快樂和你的安適感。

延伸閱讀及資源

治療與指引的相關資訊

1. 在我的官網drboonlim.co.uk/ heart-healthy，你可以找到解說脈搏檢查、血壓測量、呼吸運動和心臟運作的好用影片，也有寫部落格說一些心臟問題治療的最新發展。
2. 我也找到以下這些有用的資源，可以幫助我跟人們討論建立與承諾讓心臟更健康的相關生活型態改變。

監測你的血壓

1. Stride BP，stridebp.org/ bp-monitors。有推薦首選和科學認證的家用血壓計的清單。

了解你心臟病發作或中風的風險

1. MD Calc Framingham Risk Score for Hard Coronary Heart Disease, www. mdcalc.com/framingham-risk-score-hardcoronary-heart-disease
2. MD Calc Reynolds Risk Score for Cardiovascular Risk in Women, www. mdcalc.com/reynolds-risk-score-cardiovascular-risk-women
3. QRISK®3-2018 calculator, qrisk.org/three/index.php. 我最推薦的風險計算器，因為它能讓你變化很多變因，來看生活型態改變會如何改善你的風險評估。

停止昏厥

1. Stop Fainting，www.stopfainting.com. 減少低血壓昏厥（暈厥）頻率的祕訣。

戒菸

1. NHS stop-smoking services, www.nhs.uk/ live-well/ quitsmoking/ nhs-stop-smoking-services-help-you-quit

2. US Centers for Disease Control（CDC）Tobacco Control Programs, www.cdc.gov/tobacco/stateandcommunity/tobacco_control_programs/index.htm. 幫助大家找到在地社區戒菸服務的地圖（按：美國為主）。

吃得更健康

1. Dan Buettner（2012）, *The Blue Zones: 9 Lessons for Living Longer*

2. *from the People Who've Lived the Longest*, 2nd edn（Washington, DC: National Geographic Books）中文名：丹・布特納《打造藍區飲食法》，大石國際文化，2016年。

3. Jason Fung（2016）, *The Obesity Code: Unlocking the Secrets of Weight Loss*（London: Scribe）中文名：傑森・方《肥胖大解密》，晨星出版，2018年。

4. Robert Lustig（2014）, *Fat Chance: The Hidden Truth about Sugar, Obesity and Disease*（London: Fourth Estate）中文名：羅伯・魯斯提《雜食者的詛咒》，大牌出版，2014年。

5. Satchin Panda（2018）, *The Circadian Code: Lose Weight, Supercharge Your Energy and Sleep Well Every Night*（London: Vermilion）中文名：薩欽・潘達《用生理時鐘，養出好健康》，商業週刊，2020年。

6. Tim Spector（2020）, *Spoon-Fed: Why Almost Everything We've Been Told about Food is Wrong*（London: Jonathan Cape）尚無中文譯本。

7. London Metabolic Clinic, www.londonmetaboliclaboratory.com. 此診所專精於透過持續監測血糖，研發個人化營養計畫，提供全球服務。

8. NHS BMI healthy weight calculator, www.nhs.uk/ live-well/ healthy-weight/ bmi-calculator

9. University of Sydney, Boden Institute of Obesity, Nutrition, Exercise & Eating Disorders Glycemic Index, www.glycemicindex.com

運動更規律

1. Daniel Lieberman （2020）, *Exercised: The Science of Physical Activity, Rest and Health* （London: Allen Lane）中文名：丹尼爾·李伯曼《天生不愛動：自然史和演化如何破除現代人關於運動與健康的12個迷思》，鷹出版，2021年。

2. MapMyWalk, www.mapmywalk.com. 記錄步數和公里數的手機應用程式

3. Nitric Oxide Dump workout, www.nitricoxidedump.com. 札克·布什醫師的4分鐘高強度間歇性訓練（HIIT）運動。

4. Strava, www.strava.com. 記錄步數和公里數的手機應用程式。

處理壓力更有效率

1. Héctor Garcia and Francesc Miralles （2017）, *Ikigai: The Japanese Secret to a Long and Happy Life* （London: Hutchinson）中文版：埃克特·賈西亞、法蘭塞斯克·米拉萊斯《富足樂齡：Ikigai 日本生活美學的長壽祕訣》，文經社出版，2020年。

2. Wim Hof （2020）, *The Wim Hof Method: Activate Your Potential, Transcend Your Limits* （London: Rider）尚無中文版。

3. Jon Kabat-Zinn （2013）, *Full Catastrophe Living: How to Cope with Stress, Pain and Illness Using Mindfulness Meditation*, rev. edn （London: Piatkus）中文版：喬·卡巴金《正念療癒力》，野人出版，2022年。

4. James Nestor （2020）, *Breath: The New Science of a Lost Art* （London: Penguin Life）中文版：詹姆斯·奈斯特《3.3秒的呼吸奧祕》大塊出版，2021年。

5. Mark Williams and Danny Penman （2011）, *Mindfulness: A Practical Guide to Finding Peace in a Frantic World* （London: Piatkus）英文版含有冥想指導的CD。中文版：馬克·威廉斯、丹尼·潘曼《正念：八週靜心計畫，找回心的喜悅》，天下文化，2018年。

6. Calm app, www.calm.com. 正念冥想的手機app。

7. Headspace app, www.headspace.com. 正念冥想的手機app。

8. HeartMath, www.heartmath.com. 培養對心臟健康意識並幫助改善壓力反應的訓練和裝置（輸入折扣碼STOPFAINTING 10 可獲得產品九折優惠）

9. POTS UK, www.potsuk.org. 此組織致力於提升大眾對端坐性心搏過速症的意識並給予支持。

全面照顧你的健康

1. Arianna Huffington （2019）, 'Microsteps: The big idea that's too small to fail', Thrive Global, thriveglobal.com/ stories/ microsteps-big-idea-too-small-to-fail-healthyhabits-willpower

2. Daniel Levitin （2020）, *The Changing Mind: A Neuroscientist's Guide to Ageing Well*（London: Penguin Life）本書尚無中文版。

3. *Feel Better, Live More* podcast from Dr Rangan Chatterjee, drchatterjee.com/ blog/category/podcast

4. PositivePsychology.com, tools.positivepsychology.com/ebook. 馬丁・賽里格曼的正向心理學運動。

學習更多心臟疾病相關知識

很多國家都有國家心臟基金會或協會，可以提供很多相關的教育、研究和支持。

1. 美國心臟協會（America Heart Association），www.heart.org. 美國有關心臟健康教育、研究和支持的主要基金會，它提供患者相關資訊與在地、線上的支持團體（supportnetwork.heart.org）

2. 英國心臟基金會（British Heart Foundation），www.bhf.org.uk. 英國有關心臟健康教育、研究和支持的主要基金會，它提供患者相關資訊與在地、線上的支持團體（www.bhf.org.uk/informationsupport/support/ heart-support-groups）

3. 心臟基金會（澳洲）〔Heart Foundation（Australia）〕，www.heartfoundation. org.au. 澳洲有關心臟健康教育、研究和支持的主要基金會。

4. 心臟與中風基金會（加拿大）（Heart & Stroke（Canada））, www. heartandstroke.ca. 加拿大有關心臟健康教育、研究和支持的主要基金會。

5. Amit V._Khera, Connor A._Emdin, Isabel Drake et al.（2016），'Genetic risk, adherence to a healthy lifestyle, and coronary disease'，*New England Journal of Medicine*, 375（24），pp. 2349 - 58, pubmed.ncbi.nlm.nih.gov/ 27959714

6.（按：中華民國心臟基金會，http://www.tsoc-thf.org.tw/index.asp，為台灣的相關組織）

與心臟疾病共存

1. 若你被診斷出心臟相關問題，醫師或醫院可以建議你一些在地支持團體。許多團體會為病人提供營養、運動、壓力管理的相關計畫，其中有些計畫專門針對心臟問題患者，且不需收費。請你的醫療小組介紹你所在區域提供的計畫。

2. 英國心律不整聯盟（Arrhythmia Alliance UK），www.heartrhythmalliance. org/aa/uk 為心律失調患者設立的英國基金會。是全球27國跨國組織心律不整聯盟（Arrhythmia Alliance）的一員。其他會員國可在心律不整聯盟官網裡見到 www.heartrhythmalliance.org

3. Cardiomyopathy UK, www.cardiomyopathy.org. 為心肌衰弱和其他心臟問題者設立的英國基金會。

4. Chest, Heart & Stroke Scotland, www.chss.org.uk. 蘇格蘭為心血管疾病者設立的主要基金會。

5. Heart UK, www.heartuk.org.uk. 為膽固醇問題者設立的英國基金會。

6. Syncope Trust And Reflex anoxic Seizures（STARS），www. heartrhythmalliance.org/stars/uk. 為迷走神經性暈厥和其他類型的暈厥患者設立的英國基金會。

7. WomenHeart, www.womenheart.org. 為有心臟問題或有風險的女性設立的美國基金會。

致謝

我要謝謝很多人。

謝謝我的父親，你是我最大的啟發——成就了今天的我。謝謝我母親無條件的愛和對生命無限的熱情。

謝謝我的妻子，Wei Li，在整個過程中犧牲了無數個週末來支持我。謝謝我的孩子，Ethan和Emily，我從他們身上學到的，遠多過於我教他們的。

謝謝我的兄弟們，Wu和Jin，他們的存在教會了我生命有更大的意義。

我很感謝Ramzi Khamis醫師和Saira Hameed醫師，他們幫助我完成了這本書的其中幾個章節。感謝倫敦帝國學院昏厥小組（Imperial Syncope Group），一個包含Trish、Andreas、Mel、Miriam和我的精神導師Richard Sutton教授的大家庭，他們持續的激勵讓我變得更好。感謝Simi和Debbie永遠支持著我。感謝所有帝國醫院很好又很支持我的同事，特別是Prapa Kanagaratnam教授這些年來堅持不懈的指導。

我很感謝Lydia Yadi，我在企鵝出版社（Penguin）的編輯，還有其他在企鵝蘭登書屋（Penguin Random House）的

組員們給我這個機會寫這本書，還要感謝 Robin Dennis，一位出色的編輯，不論是一大清早、週末和假期都親切地配合我的行程，幫助我理清了一些專業的概念。

感謝我的每一位病人，啟發我讓我得以靠著我最喜歡的一句座右銘生活：日新又新（learn something new every day）。

最後，我非常感謝你決定要讀這本書，由衷希望這本書能幫助你開啟治癒你心臟健康的旅程。

國家圖書館出版品預行編目（CIP）資料

讓你的心臟保持健康：心血管疾病的你簡單改變就能
快樂生活／林文（Dr. Boon Lim）著；鄭雅云譯. --
初版. -- 臺中市：晨星出版有限公司，2023.04
　　面；　公分 . --（專科一本通；33）
譯自：Keeping Your Heart Healthy

ISBN 978-626-320-376-1（平裝）

1.CST: 心臟　2.CST: 心血管疾病　3.CST: 預防醫學

415.31　　　　　　　　　　　　　　　112000819

専科一本通 33

讓你的心臟保持健康：
心血管疾病的你簡單改變就能快樂生活
Keeping Your Heart Healthy

歡迎掃描 QR CODE，
填線上回函

作者	林文醫師（Dr. Boon Lim）
譯者	鄭雅云
審訂	林謂文醫師
編輯	許宸碩
校對	許宸碩
封面設計	初雨有限公司（ivy_design）
美術設計	黃偵瑜

創辦人	陳銘民
發行所	晨星出版有限公司
	407台中市西屯區工業30路1號1樓
	TEL：（04）23595820　FAX：（04）23550581
	E-mail:service@morningstar.com.tw
	https://www.morningstar.com.tw
	行政院新聞局局版台業字第2500號
法律顧問	陳思成律師
初版	西元2023年04月15日　初版1刷

讀者服務專線	TEL：（02）23672044／（04）23595819#212
讀者傳真專線	FAX：（02）23635741／（04）23595493
讀者專用信箱	service@morningstar.com.tw
網路書店	https://www.morningstar.com.tw
郵政劃撥	15060393（知己圖書股份有限公司）
印刷	上好印刷股份有限公司

定價380元

ISBN 978-626-320-376-1

Copyright © Dr Boon Lim 2021
First published as KEEPING YOUR HEART HEALTHY in 2021 by Penguin
Life, an imprint of Penguin General. Penguin General is part of the Penguin
Random House group of companies.
This edition is published by arrangement with Penguin Books Limited through
Andrew Nurnberg Associates International Limited.
All rights reserved.

版權所有・翻印必究
（缺頁或破損的書，請寄回更換）